民国名医临证方药论著选粹

丛书总主编　王致谱　农汉才

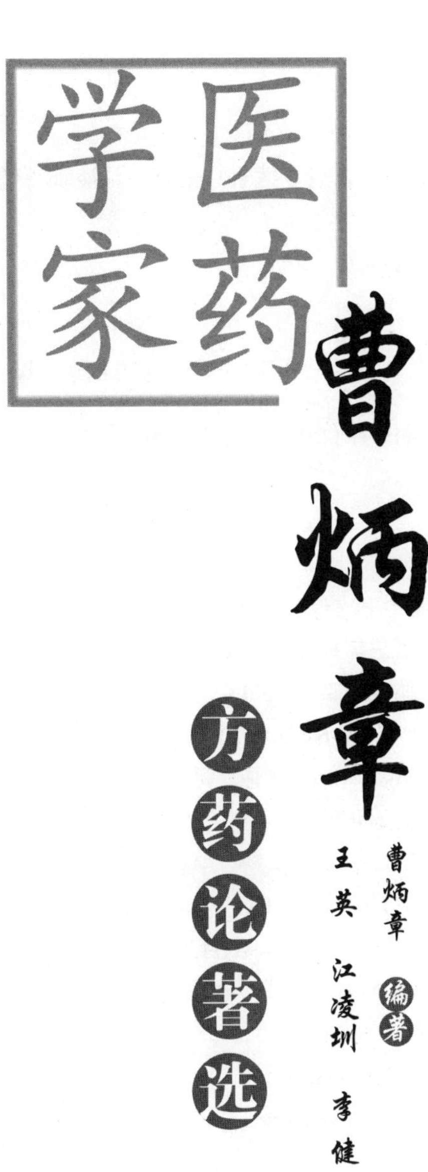

曹炳章方药论著选

曹炳章　编著

王英　江凌圳　李健　整理

中国中医药出版社

·北　京·

图书在版编目（CIP）数据

医药学家曹炳章方药论著选 / 曹炳章编著；王英，江凌圳等整理 .—北京：中国中医药出版社，2016.10

（民国名医临证方药论著选粹）

ISBN 978-7-5132-3086-5

Ⅰ . ①医…　Ⅱ . ①曹…　②王…　③江…　Ⅲ . ①方剂学　Ⅳ . ① R289

中国版本图书馆 CIP 数据核字（2016）第 010886 号

中 国 中 医 药 出 版 社 出 版

北京市朝阳区北三环东路 28 号易亨大厦 16 层

邮政编码　100013

传真　010 64405750

北京市泰锐印刷有限责任公司印刷

各地新华书店经销

*

开本 710×1000　1/16　印张 15.5　字数 194 千字

2016 年 10 月第 1 版　2016 年 10 月第 1 次印刷

书号　ISBN 978-7-5132-3086-5

*

定价　38.00 元

网址　www.cptcm.com

社长热线　010 64405720

购书热线　010 64065415　010 64065413

微信服务号　zgzyycbs

书店网址　csln.net/qksd/

官方微博　http：//e.weibo.com/cptcm

淘宝天猫网址　http://zgzyycbs.tmall.com

内容提要

《规定药品考证》分上下二卷。该书是曹炳章有鉴于当时药界在中药的采购、炮制、贮藏等存在问题及一些商家为谋求暴利，以假充真、以次充好等种种的弊端，本着“革除乱真伪品，改进不良炮制”之宗旨，以其平日经历所得，结合各种本草著述、前贤诸论，从产地、形态、修制、效用、主治、用量、炮制、贮藏等方面对中药予以阐述，以期“医者对病用药，自然着手成春，效如桴鼓”。今以曹氏手稿本首次进行整理。

《增订伪药条辨》为《伪药条辨》增辑而成。分为四卷，全书凝集了两位医学家的智慧与经验，内容更加充实，分为山草、芳草、隰草、毒草、木、石、虫介、兽8部，对药品的鉴别、采集、炮制等进行切合实际的论述，为鉴别药物的真伪优劣提供经验。民国十七年（1928年）由绍兴和济药局刊印，在国内广泛流传。《增订伪药条辨》对于提高医药人员鉴别药物能力，丰富药物知识，有着较大影响。今取民国十七年（1928年）绍兴和济药局初刊本为底本予以整理。

《经验随录方》成书年代不详。该书记录了临床行之有效的各种单方验方52首，详细阐明了各方的证候主治、药物组成、使用方法以及方剂来源，个别方剂还附有病案记载加以说明。今以曹氏手稿本首次进行整理。

前　言

在中医发展的历史长河中，民国是一个特殊的时期，它是古代中医与现代中医的转折点。在此时期，由于西医的强势造访，并携着“科学”以高姿态来论；中医除了以理论之，更注重的是以临床实效来争取话语权。因此，这一期造就了很多集理论与临床于一体的中医大家，如张锡纯、丁甘仁、恽铁樵等。他们的中医学著作，除了阐明中医学理，也大都具有较强的临床指导作用。而在这些著作中，最能体现他们临床经验与学术精华的，则集中在他们对药物应用与处方的阐释方面。为了能够更便于学习民国医家的学术经验，并将之用于临床与研究，我们此次精选了民国时期有代表性的七位名医：丁甘仁、张锡纯、恽铁樵、何廉臣、曹炳章、秦伯未、卢朋著，并将他们的药学与方剂学著作汇编成册，使读者更易于把握他们的临床经验与学术要点。通过方药互参，更便于临床医生将前辈们的经验转化到实践应用中，这对于传承民国中医学术和发扬中医的临床实用性都将起到良好作用。

此次的方药选集囊括了中医方药学著作的诸多层面，例如在方剂著作方面，不但有医家们的处方经验集，还有方剂学的教材讲义、方剂的科普通俗读物、膏方集、中成药手册等。所选的著作也均是方药学中该方向的代表性著作，如卢朋著的《方剂学讲义》，是当时最具代表性的方剂学教材；秦伯未的《膏方大全》，在当时的膏方著作中几乎无出其右者。另外值得一提的是，在这次编校中，曹炳章的《规定药品考正》与《经验随录方》，系由曹氏的手稿首次整理问梓，弥足珍贵。因时间与水平有限，还望读者们对此次编校的不足予以指正。

编　者

2016 年 4 月

整理说明

一、本次整理的版本选择，《规定药品考正》《经验随录方》均以曹炳章手稿本为底本；《增订伪药条辨》以民国十七年（1928 年）绍兴和济药局初刊本为底本。

二、此次校勘，由于《规定药品考正》《经验随录方》仅存手稿本，故采用本校为主，辅以理校；《增订伪药条辨》采取他校为主，主要参考相关本草进行校勘，辅以本校。

三、对原文加以现代标点，以利阅读。文中涉及书名或书名简称如《灵》《素》《本经》等一律加书名号；仅引篇名也用书名号；书名与篇名同时引用时，用书名号，且书名与篇名间用“·”隔开。

四、原书药名有与今通行之名用字不同者，为便利当代读者使用，改用通行之名。俗写的中药名称径改，不出校记。

五、凡底本中的繁体字、异体字、俗写字，统一以现代规范字律齐；若形近字系一般笔画致误者，则予径改，不出注。

六、对难读难认的字，注明读音，一般采取拼音和直音相结合的方法标明之，即拼音加同音汉字。对费解的字和词、成语、典故等，予以训释，用浅显的文句，解释其含义，力求简洁明了，避免烦琐考据。一般只注首见者，凡重出的，则不重复出注。

七、原书为竖排版，现改为横排，版式变更造成的文字含义变化，今依现代排版予以改正。如指向方位的“右”“左”，均径改“上”“下”，不出注。

八、由于《规定药品考正》《经验随录方》二书底本为手稿本，字迹较为缭乱，一些地方难以辨认，个别方剂还存在着重复记述的现象，为了便于阅读，此次整理，凡重出者，径予删去。原书空缺或无法辨认的文字，以虚缺号“□”按所缺字数补入，不出校记。

九、原书中或无目录，或目录不规范，此次整理，据正文重新编制目录。

十、《规定药品考正》原书“例言”中正文文字前均有“——”，此次整理一并删去。

十一、鉴于历史原因，书中还存在着个别封建迷信的文字，为了保存原貌，姑存其旧，希望读者分析对待。

此次整理，得到了浙江省中医药研究院盛增秀研究员、绍兴市中医院沈钦荣老师的指导和审阅，在此谨表衷心的感谢！

限于我们的水平，整理中难免存在不少不足之处，敬请同道指正，以便再版时修订完善。

整理者

2015 年 12 月

目 录

contents

规定药品考正

增订伪药条辨

经验随录方

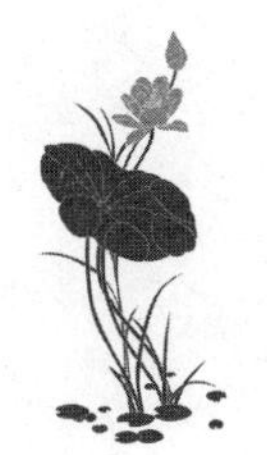

规定药品考正

曹炳章　撰述　钱华伯　参订

王　英　李　健　整理

钱 序

“修合虽无人见　存心自有天知”，从前国药铺中，差不多都有这两句成语的一块招牌，意思就是表示配合各种药品，虽然无人目见，我的存心，是没有虚伪欺骗的，假使你们不信，我的老实也就可以对天自表，这是多么诚实和认真的态度。

据说从前确是这样（过去老实的也很多），后来少数店家贪图暴利，自然不惜假借[①]，于是弊端百出，影射[②]也有，假冒也有，因此相传“前胡有十八味”的俗谚，意思单是前胡一味，就可以替代十八样药物（见周复生《药业指南》），事同儿戏，这真是骇人听闻的一回事。

药物本来用以治疗疾病，医生于药，譬犹臂之于手，相互为用，不可分离的。药物既然如是，而医生只知辨证处方，不明药之真假，然而投药无效，病家每每归咎于医，致使医生莫名其妙，这样代人受过的事情，不知冤枉了多少年代。

曹炳章先生从业医药已历五十余年，对于改革药物素抱决心，民国二年创设“和济药局[③]”，并出版《和济药学月报》，所载都是改革传统陋习，实行去伪存真这一类文字，并且在月报上发表了一篇告药业文章，结果引起某大药行经理赵某不满，不知自家错误，反而认为破坏同业，秘密同行

---

① 假借：利用某种名义、力量等来达到目的。

② 影射：蒙混，假冒。

③ 和济药局：曹炳章先生于 1913 年（民国二年）在绍兴发起创设，倡导药品改良。

集议，乘开常会之时，将曹先生活捉，在药王菩萨像前公审，跪而处死，以泄揭发暴利黑幕之忿。讵[①]天网恢恢，被明白事理学徒闻悉，暗地关照曹先生不利情形，不可到会，最好走避，免遭无妄之灾。曹先生获悉后，当即诉诸医会，由会召开秘密会议，决定公派代表同往，一面请治安机关便衣保护，一面集资开设公药店对付外，双方情势颇为紧张，嗣[②]由医会会员兼药行药店资方的杜同甲先生以私人资格赴药行开导是非利害，于是赵经理始知聚众暴动、杀人等都是犯法行为，终于服从杜同甲先生调处，消除暴动，接受意见，化干戈成为玉帛，无形消灭。所惜者《和济药学月报》出至十期停刊，因从众议也。此为曹先生改革药物轶事。现在人民终于获得解放，政府事事实际，于人民健康尤为关怀，于国医国药大力提倡，并建立中国药学会，统一中药整理，积极推动开展中药研究工作，编订中药标准规格，使奄奄一息的中药又复活起来。曹先生的改进与规定药品的素志也随着复活了，把从前中途辍[③]刊之《规定药品商榷》重行删订，撰成《规定药品考正》二卷，缮[④]订既成，余因追述过去改革药物的危险遭遇，书以归[⑤]之。吾知此书一出，不仅为神农之功臣，亦且为唐宋元明以来药学家之诤友[⑥]，世有知者，当不以余为河汉[⑦]斯言也。是为序。

公元一九五五年九月　后学钱伯华谨识

① 讵：岂，怎。
② 嗣（sì 四）：接着。
③ 辍（chuò 绰）：中止，停止。
④ 缮（shàn 汕）：抄写。
⑤ 归：归附，趋向。
⑥ 诤友：能直言规劝的朋友。
⑦ 河汉：比喻浮夸而不可信的空话，转指不相信或忽视。

绪 言

吾华药物，始自《神农本草经》，迄[①]于明季[②]李时珍氏《本草纲目》，其间收采品种已达一千八百九十二种，由明至清，新药品种日有增加，而为当时诸大家已经实验者，载在诸家本草，数亦不少，更有药已信用流行，但未经本草诸书收采者，厥[③]数亦繁。其他草药单方，草医用以治病，立致损害者固多，而辄[④]获奇效者亦夥[⑤]。考近今药肆[⑥]备用，为数不及千种，一以本草为宗，不但医者奉为规律，即药肆亦遵为法典。盖自李时珍氏后，能如斯[⑦]博极群书，而能集其大成者，实乏其人，诚不愧空前绝后之药物宝典也。其中间有数家，如前明·缪仲淳氏之《本草经疏》、卢之颐氏之《本草乘雅半偈》、刘潜江氏之《本草述》、倪纯宇氏之《本草汇言》、清代张路玉氏之《本经逢原》、张隐庵氏之《本草崇原》、叶天士氏之《经解》、陈修园氏之《经读》、徐洄溪氏之《百种录》，均为本草旁枝，然皆阐发《神农本经》以及《名医别录》为居多，始终囿[⑧]于本草范围，未能推陈出新，有所发明。而于《纲目》以外之日增新药，则殊乏专书，近世医家之

---

① 迄：到。
② 季：末了。
③ 厥：其。《尔雅·释言》："厥，其也。"
④ 辄：总是，就。
⑤ 夥：多。
⑥ 药肆：药店。肆：店铺。
⑦ 斯：这，这样。
⑧ 囿（yòu 又）：局限，被限制。

奉为简易规范者，如吴遵程氏之《本草从新》，所增新药数仅十余品，沈芊绿氏之《要药分剂》，新药增益亦只十种。舍吴沈两家，略有增益发明外，广博宏深，当推钱塘赵恕轩氏之《本草纲目拾遗》，增加新旧药物七百十七种，供献社会，造福人群，实为继李时珍后有功之作，惜搜求过滥，甚至日用器物均列药品，是其遗憾。嗣后能步武[①]吴沈，追踪李赵外，竟阒[②]焉无闻矣，于此可见吾国药学知识退化，可见一斑矣。曾忆一九一三年间，东西医药家佥[③]谓华医虽然腐败，而华药确有良材，惜政府不加提倡，社会不知注意耳。炳章闻之，深动于中，窃叹言论不为不切，刺激不为不深，吾侪[④]从事医药，岂可麻木不仁，坐视无睹，一任西药风行，利源日受侵略乎？故同一药物也，彼已撷[⑤]其精华，我仍取其糟粕；同一药界也，彼已着着争先，我乃步步落后。处此优胜劣败之际，若不力谋改革，急起直追，则数千余年之医药将无以图存矣。但反观吾国药物，虽有泡、制、煅、研、炙、炒、煎、熬等八法，惜皆陈陈相因[⑥]，又多以讹传讹，不加改进，累世所传，一无甄别。又值世风衰落，道德沦亡，昧良之辈，只图私利，罔[⑦]恤人命，往往以伪乱真，以贱抵贵，但求名状相似，不别效用冰炭[⑧]，致使真材被弃，赝[⑨]物充市，流弊之重，无异杀人。炳章厕身[⑩]医药已历多年，从业之初，即抱改进之志，故于旧药则先行辨明真伪，考正传讹，

---

① 步武：跟着前人的脚步走。比喻模仿、效法。

② 阒（qù 去）：空，寂静。

③ 佥：全，都。

④ 侪（chái 柴）：等辈，同类的人们。

⑤ 撷（xié 邪）：摘下，取下。

⑥ 陈陈相因：仓中粮食逐年累加，久而不食，则变为陈粮。后以此比喻处理问题因袭旧法，没有创新。

⑦ 罔：不。

⑧ 冰炭：冰和火炭（两相矛盾）。比喻互不相容的事物。

⑨ 赝：假的，伪造的。

⑩ 厕身：加入，参与。

对于新药则研究试验损益，获有成效，作为定型，革除乱真伪品，改进不良炮制，中间虽遭同业多次阻难，而素志未渝[①]，进行迄未稍懈，盖不独为个人之计，亦且为同胞生命健康计也。因就平日经历所得，应行改进各种药物，考正规定，据实真言，不避嫌怨，不计利害，著为《规定药品考正》（原名《规定药品之商榷》），曾于一九一六年（前民国五年）按期在《绍兴医药月报》刊载），分为六章：一为假托乱真之去伪；二为名物传讹之考正；三为仿造伪品之革除；四为埋没良材之推行；五为不精修治之改良；六为采取贮藏之合法。以上六章所论各药，均属易于改进，且与药业营业一无妨碍，务在去伪存真，不尚欺诈，遵古修合，不厌繁复。总期药得其效，辨之不容不精；物求其真，辨之不得不严。如是则医者对病用药，自然着手成春，效如桴鼓[②]，更何让西药之独步乎！惟个人见闻，究属有限，岂能尽发其隐秘玄虚[③]？而药物又复产非一处，即亲至产处采办，亦只知一方之物产，不能遍识天下之药物也。甚望医药两界，共同研究，互相交换，认真督率[④]，实际改进，万勿蹈已往恶辙[⑤]，医自为医，药自为药，行医者只辨性味处方，不明药之真伪；售药者徒知形式装潢，不谙货之正侧，亟应医药两界团结一致，将一切沿习积弊痛行革除，不良制法悉为改进。行看草木化为神奇，为民族健康成瑰宝，是则炳章所馨香祷祝[⑥]者也。解放以还，政府重视中医中药为祖国宝贵遗产，提倡发扬，改进整理，力谋发掘搜罗，实施统一医药，推动开展中药研究工作，为解除人民疾病疼苦，保障劳动人民健康，已由中国药学会提出整理中药，改进炮制方法，规定

① 渝：改变，违背。
② 桴鼓：鼓槌与鼓。比喻（疗效）像用鼓槌敲鼓一样，响应迅速，立竿见影。
③ 玄虚：形容神秘莫测。
④ 督率：监督领导，督促率领。
⑤ 恶辙：比喻错误或教训。
⑥ 馨香祷祝：本指迷信的人虔诚地求神拜佛、祈祷祝愿。后引申为真诚地期望。

中药标准，寻求进口生药代用研究。种种措施，与此书宗旨不谋而合，炳章欣喜之余，衰朽精神为之一振，虽则眼昏目瞶，精力颓唐，自顾站在医界，不揣[①]老耄[②]，爰取一九一六年间旧稿，重加删订考正，以为改进国药之初步，俾[③]供统一国药之参考与研究，非敢自诩为识途之马也，尚希海内高明，不吝赐教，匡[④]其不逮[⑤]，固所顾也。

公元一九五五年九月□日

鄞县曹炳章识于绍兴寄卢，时年七十有八

① 不揣：不考虑，不估量。

② 耄（mào 冒）：年老，八九十岁的年纪。

③ 俾：使。

④ 匡：纠正。

⑤ 不逮：不足之处，过错。

例　言

凡整顿药品，必先鉴别物质良窳[①]（即正路侧路）而定去取，如伪乱真，即应革除。有产地气候风土不宜，乃为不道地，亦不取用。苟[②]能明于此理，乃可实施取缔药品，本书即本此意。

凡药有古今名物传讹，而效用各有专能，应宜名物考正并存，因各有专擅效能也。

凡仿造伪品，如“务本堂”蜡丸药品，最能杀人，危害人民，莫甚于此，应即严厉查禁，不许流行。各地药肆，尤应注重道德，不可贪利发卖，以重人命。盖用此等丸药，多在病已危急之时，苟方真药良尚可回生，如系伪药，立可陨[③]命。关系最重，请同仁注意。

凡药品有古代本草未载，或有虽载而不详明，而近时则已风行者，其准确性味效用尚无专书，炳章本五十余年经验所得，参合古今本草笔记诸说部，变更体例，撰述新药十余例，以利推广流行，藉补本草不足。

凡修治炮制，多墨守旧习，法之不良者应宜改之，然必须保存其原有气味。凡制煮品必须原汁煮干，水浸漂品不可太过，以致汁味效用不全，须适宜而止。负修合之职者，宜慎重注意之。

凡药物虽产方土合宜之地，而采取尤宜及时，则气味充足，而贮藏亦

---

① 良窳（yǔ 与）：精粗，好坏。

② 苟：如果，假使。

③ 陨：古同“殒”，死亡。

须合法，使日久气味完固不散，则效力亦强，故贮藏各法亦为重要。如芳香品、油质品、滋润品、粉霜品各有特性，必须顺其性质而施干燥收贮固藏之法，庶几[①]不失性味效能，方为合法。

凡以形态类似之物伪作某药以乱真，每多性味效用相反，妨害病人生命最大，是直谋财害命，应严加法办，以重人命。

凡药虽非伪，但因产地不正，名为侧路次货，效用亦弱，亦不宜用。

辨正传讹各品，皆我浙省相沿已久，为同仁所知者，考证改正之，若其他省市县或有局部传讹者，并请各地同仁考证本草，参合本书改正之。

以后如有新药发明，发明者必须报告当地医会，经尝味、辨形态、试验确有实效，当地药肆方可制备推广应[②]用，以合法理，而重人命。不得如从前苏州草药商，只图贪取暴利，罔恤人命，以太湖出产最多之龙虱，伪谓真䗪虫，并妄称苏州名医发明，价比地鳖真䗪虫高贵十余倍之多，遍向各省市县大药肆推销。各大药肆，未考本草，妄信伪言，为求道地起见，不惜贵价，争先购用。后经揭穿，真䗪虫实为伪品，向不入药。此即前车之鉴，嗣后必须先行研究考正，而后采办，庶不受其欺。

各地方物甚繁，就炳章陋识，不及百一，惟望各地医药两界硕彦[③]，群起研究发明，讹者正之，阙[④]者补之，藉以续成医药大家李时珍氏《本草纲目》未竟之志，以为现代药典参考之助。

考正作伪传讹药品，炳章壮年即有此志，屡欲发言，恐遭同业所恶而止。迨至[⑤]民国二年，创设和济药局，始出《和济药学卫生月刊》，以身作则，实行改正传讹各品，首先发表“规定药品之商榷”一文，历数沿习之

---

① 庶几：或许可以，表示希望或推测。

② 应：原作“方”，据文义改。

③ 硕彦：指才智杰出的学者。

④ 阙（quē 缺）：古代用作“缺”字，空缺。

⑤ 迨至：等到。

误，致遭同业风潮[①]，医药月刊甫[②]出十期，即行停止。五年，绍兴医会续办《绍兴医药学报》，《规定药品之商榷》上卷始得刊全。

此书专为辨别药之真伪与纠正传讹而写，凡药性气味功用，各家本草业已详明辨释，故考证从略。

人参、高丽参、西洋参、东洋参、北沙参、党参等名目繁多，正侧不一，真伪极多，限于篇幅，不及备载，请参阅拙著《人参通考》。

冬虫夏草，种类甚繁，请参阅拙著《冬虫夏草考》，可知备始。

---

① 风潮：风向与潮汐；一时的喧闹沸扬之事。

② 甫：刚刚，才。

卷 上

鄞县　曹赤电炳章撰述
绍兴　钱华伯华参订

第一章　假托乱真之去伪

凡中药之最关重要者，厥为以伪乱真，每多效用相反，最能杀人，故本书首列“假托乱真之去伪”者，主要存其真去其伪也。兹述最关重要者一十二品首应废除，余如各家本草采取有甲说与乙说异，有古书形态与今药异，甚至甲地之药种于乙地，形态亦致变异，或因此处传讹而他处不讹，诸如此类，不胜枚举。兹就炳章所知所见，先行辨正，并盼各地医药大家匡正。

一、巨胜子（即黑芝麻） 小胡麻（即白芝麻，形如小茴香，味苦，为伪巨胜子，革除不用）

考《神农本经》《名医别录》，胡麻名巨胜子；《本草衍义》曰即芝麻，又云油麻（因其内含脂油甚多故名）；《千金要方》名乌麻子；《本经逢原》云即黑芝麻；陶弘景云胡麻纯黑者名巨胜子；李时珍曰胡麻即芝麻也。今市肆以小茴香式大藜子伪作巨胜子，以茺蔚子即益母草子伪作小胡麻，以其形皆三角，乃底平阔而尖，胡麻、巨胜形亦三角，乃平面三角，且效用皆大相反，岂可伪充？又《本草崇原集说》云：胡麻即今之脂麻，又名巨胜子。今市肆中一种大藜子形如小茴香，有壳无仁，其味极苦，伪充巨胜。夫巨胜系属谷类，昔刘、阮入天台山，仙女饲以胡麻之饭，若有壳无仁，其味又苦，何堪作饭？须知市肆之巨胜不堪入药云云。复考《齐民要术》种收巨胜子胡麻法，亦即今之种收芝麻之法，则其为一物，尤可依据。《续医说》云：胡麻主治伤中虚羸，补五内，益气力，长肌肉，填髓脑，坚筋骨，久服明目轻身。一名巨胜，四棱为胡麻，八棱为巨胜。陶弘景曰：八谷之中，唯此为良。又云：味甘，在米豆部。此正是乌麻也。今时所用巨胜，茎荚虽小，类麻而叶子大，味极苦，其性甚冷。夫味苦不可入米谷，性冷不可为补益。其叶又与芝麻不同，阴晦日则低，日烈则起，此当别是一物，非巨胜、胡麻也。俗医但知药用而不辨其非，是查正当乌油麻，味甘，而叶有四棱者为胡麻，八棱者为巨胜，正合《本经》不当用苦而冷者也。

炳章按：日本理科大学《植物典》云：胡麻方茎高二三尺，叶长而对生，有三尖，如兰草叶，夏日自叶腋间开白微紫色花，花后结角，熟则作黑色，角有二棱、四棱、六棱、八棱之分。二棱、四棱者，皆白胡麻；六棱、八棱者，皆黑芝麻。与《医说》所载四棱、八棱之说相同。尝阅叶案方每书小胡麻，盖彼因市肆另有一种大麻仁，故加一小字以别之，非近今市肆之茺蔚子也。

炳章又按：今之伪巨胜即大藜子，味苦性冷不可食，不入药用，革除禁用。茺蔚子是益母草子，形体下半阔上尖，如三角形，味极苦，性破血，与芝麻益血息风相反，应宜归入益母草下为是。总之巨胜子即黑芝麻，小胡麻即白芝麻也，即宜改正。

二、莲须伪者即葵须（不入药用）

莲须系荷花开放时莲房上之须蕊，花开时采取，阴干，其气清香，其味甘涩微苦，性温无毒，能清心通肾。以其味涩，故为秘涩精气之要药。如《三因》固真丸、巨胜子丸、前清进御之萃仙丸等皆用之，然惟欲勤精薄者为宜，若元阳不制者不宜用，恐其秘涩为患也。此为真正莲须之效用，不知近今市肆所备莲须，多属苏北蜀葵花须伪充，形态相类，亦有微香。按葵须性主升散，用于肾关不固之症反增遗滑。考莲须每条下半支淡黄色，上半支老黄色而略粗，上有蕊如芥子而边长，嗅之香如荷花；葵须则全支呈淡黄色，上下如一，不分粗细，其头上之蕊与香味各不相同也。炳章目睹真伪有别，效用相反，医者不识此弊，代人受过，不知，良可慨已。今后苏北最多之葵须，亟应禁止伪充莲须入药，以免贻害。

三、赤小豆（即今杜赤豆）半红半黑名相思子

赤小豆粒长，形如腰子，色赤而黯，腰有白线纹如凤眼者为最佳。其效用为下水肿，排痈肿脓血，治消渴，利小便，能泄血中之湿热。若色红粒大而团，此名红饭豆，可作食品，不入药用。李时珍云：此豆以紧小而赤黯色者入药，其稍大而鲜红，或淡红色者并不治病，即红饭豆也。又一种名海红豆，出海南，其子大而扁，今人亦误作赤小豆，诚大谬矣！又有半红半黑者名相思子，俗亦呼为赤小豆，属木本植物，与梅冰[①]性相合，能令香不耗散，故近今梅冰中多拌有此物。考《服食须知》[②]云：相思子出岭南，树高丈余，白色，其叶似槐，其花似皂荚，其荚似扁豆，其子似赤小豆，惟半截红、半截黑为异。今广东担子上以线缀成串，或作首饰以货

① 梅冰：即冰片。

② 服食须知：清代沈懋所著，主要讲述饮食服法及禁忌等。

之，其性味苦平有小毒，能吐人，及治猫鬼夜道病，俗又呼为云南子，又能治蛊毒，除一切虫。按吴鞠通《医医病书》云：赤小豆即五谷中之小豆，皮肉俱赤，近日药肆中用广东半红半黑之野豆，色可爱而性大非（即相思子），断不可用也。近今真正杜赤豆，江苏、浙江各处皆种，他如余姚、萧山等县近沙地均多出产，购备亦易，期望药肆皆办杜赤豆，不用饭豆、相思子，以符《本经》之效能，以固中药之信用。

四、甜石莲子（有甜苦二种，甜真苦伪，苦者不入药）

莲实俗称莲子，八九月采，经霜沉水，坚黑如石。《本草纲目》为石莲子。张石顽云：石莲子本莲实，系老于莲房坠入淤泥，经久坚黑如石，故而得名。李时珍曰：今药肆又有一种石莲，状如土石而味苦，不知何物也。张石顽又云：石莲为治热毒噤口痢之专药，盖取水土之余气，补助脾阴而涤除热毒，然必兼人参之大力开提胃气，方始克应。若痢久胃气虚寒，口噤不食，则人参不能合用。近世鲜真品，乃药肆中另有一种木实伪充，其子出自广东，大苦大寒，大伤胃气，一或误用，往往轻者为重，重者致死。

炳章按：石莲以霜降后莲房经霜枯萎裂开，莲子落于泥中，外壳坚硬色黑，内肉仍与干莲子相同，味甜心苦，与莲子无异。市肆有广东产者一种木莲，其色亦黑，两头略团，壳光有细横圈纹，性寒味苦，为不道地。如无真石莲，不如代用莲子亦妥。

又按：石莲子近今确有两种，真者卵圆形，前端略尖而圆，外壳灰黑而坚，内肉白色味甘，心绿而苦，凡泻痢日久，脾肾俱虚者甚效。伪者形虽类似，壳亦灰黑，惟有横平晕纹，入水浮而不沉，内肉苦而无心，为伪品害人，应革除禁用。

五、两头尖（即乌喙，又名草乌头） 雄鼠屎（亦名两头尖）

《本经》乌喙名草乌头，即两头尖。《本经逢原》云：即草乌头。李时珍曰：乌喙即草乌头，亦曰竹节乌头。此即野生于他处，偶生两歧之形尖者，今俗呼两头尖，因形而名，其实乃一物也。又曰：其根外黑而内白，皱而枯燥。汪机曰：乌喙形如乌嘴，其气锋锐，通经络，利关节，寻蹊达经而直抵病所，所以《本经》主治中风恶风，洗洗[①]出汗，除寒湿痹，破积聚寒热。故《圣济总录·诸风门》三十余方（如大活络丹之类）及后人之人参再造丸中皆用两头尖（即草乌头，非鼠屎之两头尖），以其能搜毒风、通络痹、开顽痰、治顽疮，此唐、宋以前治顽痰毒风窜经入络之大症立治品也。近今药肆往往不揣古人立方奥旨，每有以鼠屎误作两头尖，以合活络丹、再造丸之用，此实大误。清代陈修园氏《经验百病方》中已力驳用鼠屎之误，无如[②]言者谆谆[③]，而听者藐藐[④]。兹将鼠屎之效用附识于下：考陶弘景《名医别录》云：鼠粪两头尖者为雄鼠屎，后人不辨是语，遂以两头尖作正名矣，按其效用，只能治小儿疳疾腹大，及伤寒劳复发热，男子阴易腹痛，皆取其能化胃肠浊瘀宿垢。秉衡云：鼠屎不独可治女痨，且可散乳痈，通淋浊，已瘀胀。

炳章按：鼠食谷麦生硬坚韧之物，但入胃无不消化而成燥屎，余屡治肠中积滞黑硬燥屎，腹外按循[⑤]有形者，诸药导下不效，用鼠屎合蜣螂虫，同大黄、元明粉，服下后约一小时余，即能化散小块而下，二次后腹块即无矣。又治小儿食积疳腹胀硬者，用此合参、术，消补兼施亦有奇效，因

① 洗洗：寒栗貌。
② 无如：无奈。
③ 谆谆：耐心引导，恳切教诲的样子。
④ 藐藐：轻视冷漠貌。
⑤ 循：摩，抚摩。

其善化坚积，实为要药。此为鼠屎（即两头尖）之效用，非可以治大风顽痰之大症也，已详而明矣。此以一味之讹，遂致贻误全方功效，关系治疗，实匪浅鲜，特将名实辨正传讹。

六、紫草茸（即紫草萌芽嫩苗） 紫铆（即今伪紫草茸）

紫草茸，即紫草宿根次年初发生萌芽之嫩苗，取其透发痘疹，解痘毒，涂疮疖。如紫草茸无觅，紫草可代用之。今市肆所用紫草茸乃紫铆也，别是一药，辨述于后。

《和汉药考》云：紫草之良否，关于产地之冷暖，以寒地产者为良。又有山根、里根之别，山根乃野生种，推为佳品；里根为栽种品，采收之期多于茎将枯时掘取，不用水洗，经晒干收藏，此采根要法也。别有紫草茸者，乃其嫩苗之萌芽。

炳章按：紫草为山野自生宿根草本。产广西者，外皮生皱纹，色紫黑，内肉黄白色，柔软者为上品；产云南者，外皮亦紫黑，内肉亦黄白色，质略松，为略次品；产山东者，外皮紫赤色，内肉黄白而松，品更次。味苦性寒无毒，效能发痘疹，治恶疮，散热毒，主治心腹邪气、五疸，利九窍。《本经》云：利水道，疗肿胀满痛，用以合膏，疗小儿疮及面皶。

又按：《痘科释义》[①] 云：痘科用紫草，古方惟用其茸，取其气轻味薄而有清凉发散之功。以上各说皆言紫草药用取根取茎取茸也。近今药肆之紫草茸，实乃紫铆也，迥乎不同，决不能妄入紫草目下。而紫铆亦有特别效能，应列入虫类为一种。近人祝天一曰：草之初生曰茸。紫草茸者，言紫草初生茸乱之嫩茁也。今市上所谓之紫草茸，形如螳螂、螵蛸，色紫，断之透明，烧之烊作黏液，可粘破损玻璃器皿，是胶质也，非紫草之嫩茁也

①《痘科释义》：即《痘科类编释意》，痘疹专著。为明·翟良撰。约刊于 17 世纪。本书专论小儿痘疹的发病、证候及治疗。

明矣，然不知其何物也。遍搜本草，类似虫部中之紫铆。今人痘科方多用紫草茸，药肆即以此物与之，医家、药家、病家皆不之察也。又王治华曰：紫草之嫩苗，即紫草茸也，今市肆所售色紫、状似矿石，乃系一种细虫，如蚁虱，缘于树枝，聚其脂液而成此物，本名紫铆，今人用以治痘疮，有治血起胀之功，无咸寒作泻之患，其功倍于紫草，故亦以紫草茸呼之，实非紫草同类也。

复按：紫铆，今传讹作紫草茸，又名紫矿，亦名赤胶，产南番诸地，形态为一种细虫如蚁虱，缘树枝聚其脂液而成，色赤状如矿石，剖开呈红色，其类如冬青树上之小虫，能酿造白蜡者然。透明如琥珀，可以染色与药用，气味甘咸平有小毒，主治五脏邪热，金疮带下，破瘀血，生肌止痛，与麒麟竭大同小异，亦入药用，宜规定改正，各为一物。紫草茸与紫草本属一物，以嫩苗之分别，仍可列入紫草目下并用，紫铆不能用紫草茸之名，应列虫类下之一品，以清界限为是。

七、栝蒌（即今瓜蒌） 王瓜（即今栝楼）

李时珍曰：栝蒌一名瓜蒌（非另有一种），又名天瓜。苏颂曰：三四月生苗，引藤蔓延，叶似甜瓜窄而作叉，有细毛，七月开花似葫芦花，浅黄色，结实在花下，大如拳，生为青色，至九月熟则呈赤黄色，其形有正圆者，有长圆者。李时珍又曰：其实圆长，青时如瓜，黄时如熟柿，内有扁子，大如丝瓜子，壳色褐，仁色绿多脂。

炳章按：瓜蒌为山野自生之蔓草，春季自宿根抽茎长丈余，叶作心脏形，有深裂，面绿有光泽，夏季自叶腋间开白花，类似王瓜花，花后结绿色椭圆形实，较王瓜稍短，至秋成熟，色黄赤，中有黄瓤，瓤中有子，即瓜蒌仁子，黄褐色，仁为褐绿色，作长扁圆形，含多量脂肪，故其效用能润燥开结，荡热涤痰，清咽利肠，通乳消肿，夫人知之，而不知其能舒肝郁、润肝燥、平肝逆、缓肝急之功皆有独擅，魏氏玉璜辨识最详。近今药肆中名此为瓜蒌，相传已久，不可更改，医者不察，多致延误。炳章有见于斯，复以《本经》之王瓜为栝蒌，形状效用分辨如下，以便医者识其种类有别，功效殊异，得以明晰，不致舛误。考土瓜名王瓜，又名赤雹子，《月令》“四月王瓜生”，即此物也。然非园圃之黄瓜，盖园圃黄瓜一名胡瓜。清代袁子才《随园食单》[①]作王瓜亦误。苏恭曰：四月生苗延蔓，叶似栝蒌而无裂缺，有毛刺，四五月间开黄花，花落结实如弹丸，生青熟赤，根似葛而细。寇宗奭曰：王瓜壳径寸，长寸半[②]许，上微圆，下尖长而圆，七八月成熟，红赤色，壳中子如螳螂头者。于此可见，王瓜形状确是今之栝蒌，其效用能泻热利水，治天行热病，疗黄疸消渴，通妇女月闭，利大小肠，排脓消肿，下乳堕胎，实热壅滞者宜此。综观二者，栝蒌油质重浊，王瓜油质轻清，不难审辨。近时虽明知其为传讹，而习惯已久，改易殊难，惟愿医界同仁暂将瓜蒌与王瓜效用互相转易，以正时弊。

八、桑寄生（生桑树上者真，生各树上者伪）

桑寄生，系寓他木而生，以寓生桑上者入药，故名桑寄生。日本《大和本草》曰：嫩桑树无寄生，惟年久老桑，在人迹少到之地，乃生寄生也。又《手版发蒙》曰：诸木皆有寄生，入药须用桑上寄生，他木寄生有毒。桑上寄生作黄色，隐州产者为上，在不饲蚕之温和地带，桑无采斫[③]之苦而茂盛，而寄生多。其寄生他木者，虽亦作黄色，然非天然色彩，乃人工伪染也，不可不辨。陶弘景曰：寄生松上、杨上、枫上、槐上皆有，形相类是，但根津所因处为异，则各随其树名之。其生树枝间，根在枝节之内，

①《随园食单》：为清代才子袁枚所著，是我国清代非常重要的饮食名著。
② 拌：《本草衍义》作“二寸”。
③ 采斫（zhuó 卓）：砍伐。

叶圆青赤厚泽，易折，旁自生枝节，冬夏生，四月花色白，五月实赤，大如小豆，处处皆有。苏恭曰：此多生枫、槲、榉、柳、水杨等树上，叶无阴阳，如细柳叶而厚脆，茎粗短，子黄色，大如小枣。惟虢州有桑者，子汁甚黏，九月始熟，江南人相承，用其茎为续断，殊不相关。韩宝升曰：诸树皆有寄生，茎叶并相似，叶似橘而厚软，茎似槐而肥脆，处处虽有，须桑上者佳。然非自采，即难分别，可断茎视之，色深黄者为验。世俗皆以杂树上伪充之，或云气性不同，恐反有害，此说亦未尽然。大抵槐上寄生则凉血，桃上寄生则活血，松上寄生则化湿，枫上寄生则通络利溺，与广西苍梧之真桑寄生效能驱风湿、健筋骨、益营血、安胎元者迥别。因苍梧多山，山桑野生者多，且在崇山深林之中，任其自生自凋，故其多年野桑皆生寄生，土人采取，以供药用。

炳章按：桑上寄生色黄皮厚，外黄褐色，内肉白黄，鲜时枝丫间有黏液，叶似柳叶而平光，茎长二尺余，微软而韧者佳。生杂树上者，皮薄茎坚，不入药用。此为浙江深山中年久老桑之寄生，其产于广西苍梧者更佳。炳章前有友人寄赠一束，形态一如上述，且较本地杂树寄生叶大数倍。沈氏《女科辑要》中王孟英按语云：真桑寄生一时难觅，可重用桑叶暂代之，因其亦有宁络安胎之功耳。惟杂树寄生，在风湿证中尚可酌用，安胎则无效。寇宗奭曰：桑寄生难得真者，真者下咽必验，若他木寄生未必见效，且恐有害。诚哉是言。

九、榆白皮（即刨花树根皮） 椿根皮、樗树皮各有专能

《神农本经》云：主大小便不通，利水道。《别录》云：疗肠胃邪热气，消肿。甄权云：滑胎，利五淋，治齁喘不眠。沈芊绿云：性滑，入大小肠、膀胱、三焦，能下有形留着之物。李时珍曰：能利窍，渗湿热，去有形之积，气盛而壅者宜之。近今市肆，每以椿树、樗树根白皮代之，岂

知香者为椿，臭者为樗，味苦性寒。《开宝本草》则云：主疳䘌。陈藏器曰：主蛊毒下血，赤白久痢。《大明》曰：主肠风泻血，缩小便，止血崩。丹溪云：治赤白浊，赤白带，精滑梦遗。沈芊绿又云：椿、樗树白皮，苦燥湿，寒胜热，涩收敛，入胃大肠二经，为固肠燥湿之品。综观诸家学说，一滑一涩，功用显然各殊，岂容任意相代，以致贻误病家，故近时采购，宜榆树白皮为是，万弗再行采购椿树、樗树根皮。戒之！戒之！

炳章按：椿根白皮、樗根白皮能固涩，治大肠滑脱泻痢及泻血不止甚效；如榆根白皮则性滑利，治便不通之症。一通一塞相反，如是岂可互讹？特为辨正。

十、木蝴蝶（又名千张纸，非破故纸）

郭演康云：木蝴蝶见赵恕轩《本草拾遗》云：产广南，乃树实，外具硬壳，剖开其中，片片如芦衣，白如蝴蝶，形四边薄而中心略厚，不甚明透，极类壁钱[①]白膜之状。治心胃气痛，外用贴痈疽、疮口不敛及下部湿热。本品本系木实，以形命名，乃楚[②]中误作破故纸（即补骨脂），按破故纸乃草类之子。苏颂《图经》云：实如麻子，形圆扁而色紫黑。日华子云：功能温补肾阳。与木蝴蝶形质不同，功用各别，不知何以混为一物。岂因木蝴蝶一名千张纸，遂误以为破故纸欤？然此二物吾绍药肆素来分别无讹，兹因楚之名实舛误，予因既为《规正药品考正》，为求统一药品起见，故特辨而正之。

---

① 壁钱：亦称壁镜、壁蟢、壁茧。虫名，蜘蛛的一种，体扁黑色，腿长易脱落，常在墙上织成白色圆形的囊，用以孵卵。

② 楚：地名，指中国湖北省和湖南省。

十一、䗪虫（即地鳖、土鳖） 伪䗪虫（即龙虫）

䗪虫，《神农本草经》一名地鳖，又名土鳖，俗称灰鳖虫。吾国药肆沿用已历四千余年，向无异议，讵自民国十九年间，苏州草药行忽然异想天开，妄将苏州太湖盛产水鳖虫式之龙虫（向不入药）伪称真䗪虫，假托苏州名医发明，不特以伪乱真，反而坚称从前地鳖乃是权[①]代之品。伪䗪虫（即龙虫）价目每斤五百元，地鳖（即真䗪虫）价目每斤二十五元，真假相差达十九倍之巨，各省市县大药肆不谙本草，为求道地起见，不惜价贵，争先购用，实则受其欺骗。其时吾绍药肆亦经流行。炳章见其形态悬殊，又知䗪虫即是地鳖，本无真伪，药用至今，确无错误，仍以遵古为准。且䗪虫效用行滞气、化瘀块，为解凝结、破癥瘕主要之品，如仲景《金匮》中之鳖甲煎丸、大黄䗪虫丸、下瘀血汤、土瓜根散等方剂，皆为用䗪虫要药，效能之重，可以想见矣。一方虽生疑讶[②]，明知其伪，然伪品究系何物，则不得其解。嗣经向动物学、昆虫学等专科书籍考察，始悉伪品乃是龙虫，生有硬翅，产于水中，上陆能飞，为两栖昆虫，因无医疗作用，本草故未收采，惟《闽杂记》中谓：龙虫去翅，油盐微炒食之，别有风味云云。或云食之令人美颜色。审是则作食尚可，何能伪充䗪虫以害人乎？苏州草药行但知贪图厚利，不顾人命，可谓昧尽天良，殊堪痛恨！应即革除，永远禁用。

炳章按：龙虫伪充䗪虫一案，发生于民国十九年间，其时上海全国医药总会已经成立，老朽任绍兴医药支会主席，遂根据科学，撰述辨正理由书，邀集医药两界同仁开会研讨，经众表决，一致革除，并将原议决书呈请浙江省立昆虫局审定，当奉指令，研究无讹等因，节经再呈上海全国医药总会，亦奉指令，以所呈各节确系实在，事关大众医疗，除已通令

① 权：暂且，姑且。

② 讶：惊奇，奇怪。

各地属会，一体[①]禁用在案。讵知禁者自禁，售者仍售，草药行乃改向远省销售，以获暴利。是以民国二十二年间，天津药业发生真伪䗪虫纠纷，二十四年间重庆亦复发生䗪虫真伪争执，识者虽知其伪，但不识伪品究为何名，因此真伪各执一词，相持不下。两地纠纷均由炳章辨书到达，真相始得大白，才行革除，草药商之不守商业道德，只图个人暴利，不顾民众健康。尤可恶者，甲地辨正，即向乙地销售，若乙地揭穿，则又至丙地销售，居心杀人，不问可知，实堪痛恨也。

十二、朴硝（即芒硝、元明粉、风化硝之类） 焰硝（即古之硝石）

朴硝又名水硝，俗名皮硝；又火硝亦名焰硝。二者咸名硝石，皆生卤地，假水、火二大之精以为形质。李时珍曰：硝有水、火二种，形质各异，性味迥别，惟《神农本经》有朴硝、硝石二条，《神农》所列朴硝即水硝也。考朴硝生于斥卤之地，刮扫煎汁，经宿结成，状如盐末，再以水煮，澄去渣滓，入萝卜同煮熟，倾入盆中，经宿则结成块白硝，表部生有细芒，如锋者为芒硝；其生牙如圭角，作六角棱玲珑可爱者为马牙硝；其再以萝卜煎炼，至减去咸味为甜硝；置风日中吹去水气，则轻白如粉，为风化硝；同甘草煎过，鼎罐升煅则名为元明粉。考各硝效用，朴硝味咸气寒，性下走，故能推荡肠胃积滞，折治三焦邪火；芒硝、牙硝去气味而甘缓，故能破结软坚，推陈致新，破瘀血除邪，去火热胃闭，利大小便；风化硝甘缓轻浮，能治上焦心肺痰热而不泄利，小儿惊热膈痰、老年痰热结胸，此为要药，以人乳和涂，亦治眼睑赤肿及头面暴热肿痛。元明粉佐甘草，去其咸寒之毒。甄权曰：主治心热烦躁，并五脏宿滞癥结。汪颖曰：遇有三焦肠胃实热结滞、少年气壮者量与服之，殊有速效；若脾胃虚冷、阴虚火动者服之，速其危矣。缪仲淳曰：硝者消也，其直往无前之性，无坚不破，

① 一体：谓关系密切或协调一致，犹如一个整体。

无热不荡，惟病非热邪深固、闭结不通，不可轻投，恐误伐下焦真阴故也。又曰：凡病不由邪热闭结及血枯津涸，以致大肠燥结、阴虚精乏，或大热骨蒸火炎于上，发见头痛目昏、口渴、耳聋咽痛、吐血衄血、咳嗽痰壅种种虚极类实等症，均忌用朴硝、芒硝、元明粉等品。此为用朴硝所制诸硝关于生命之要诀，亦我医者不可不知也。

《神农本草经》所列硝石，又名焰硝，即今之火硝也，亦产于卤地，秋冬之间地上遍生白霜，刮扫煎炼而成，须经三次煎煮，倾入盆中，其上有细芒，亦曰芒硝。考焰硝之性质，味辛微咸兼苦，气温性上升，故能破结散坚，治诸热病，升散三焦火郁，调和脏腑虚寒。今日军用与硫黄配合，即能直上云霄，其升可知矣。故雷敩治脑痛欲死，鼻投硝末即生，亦取上升从治之义。

李正宇氏《本草原始》误以硝石为朴硝，煎炼时取去芒硝，凝结在盆底如石者为硝石，兵家用作烽燧[①]之品，得火即烟，故有火硝、焰硝之名云云。不知投之火中即焰者，火硝也，朴硝则否。入火生焰者，与火同气也；入火不燃者，水固胜火也，此为辨其性也。就味辨之，亦有大可异者：朴硝以咸胜而带微苦，本于咸就下，即以归火之原也；火硝以辛胜而亦有咸，但大逊于水硝而苦则稍加，是本于辛以上际，正以达火之用也。刘潜江氏云：朴硝、硝石，水火攸分，然同源于水，同归于治热，何欤？盖朴硝治热之结，结则多属血分，所谓阴不降阳不化也，能行阴中之阳结，则阴降而阳自化矣；火硝乃治热之郁，郁者多属气分，所谓阳不升阴不畅也，故能达阳中之阴郁，则阳化而阴自畅矣。再就效用言之，如仲景之硝石矾石散之用硝石，即所以治脏中之郁热；行军散之用火硝，故能散胸腹之热闭。虽皆同属解热，而朴硝主降，焰硝主升，则其作用因异也。炳章本先哲学理，参合经验，特为详辨之。

① 烽燧（suì 岁）：即烽火。古代边防报警的两种信号，白天放烟叫“烽”，夜间举火叫“燧”。

第二章　名物传讹之考正

凡药非伪，各具专能，各有擅长效用，惟有名称之传讹，或产地之传讹，皆宜考正而期统一。更有麋、麈解角节气之传讹，亦应分别考正，兹述诸说于后。

一、广郁金（今产四川者）　黑郁金（即今川郁金产温州者）

张石顽云：郁金，蜀产者体圆尾锐，如蝉腹状，发苗处有小孔，皮黄而带微黑，通身粗皱，皮如梧桐子纹，每枚约重半钱，打开质坚，色黄中带黄褐，嗅之微香不烈者真。郭佩兰云：郁金有二，郁金香是用花，郁金是用根。色外黄内褐黄，产蜀地者为最。体圆长有皱纹，如蝉腹状，圆尖而光明脆彻，苦中带甘味者乃真。肆中多以姜黄子伪充。据上二说所辨，即是近今广郁金无异。唐容川云：郁金一物，产于川中，野生者色黑，不可多得。川中所种者，皆系外白内黄，即今人呼姜黄者是也。近人所谓川郁金，如莪术中拣出之子，色黄，与川中野生郁金相似而混之也。

炳章按：张石顽与郭佩兰二氏所说与今吻合，惟唐氏之言不无可议，其云外白内黄即姜黄子，不知姜黄子外皮有节，内肉深黄，味大苦；郁金川产者，外皮无节而有皱纹，内肉淡黄有心，而味微苦。又近人所谓川郁金为莪术中拣出，莪术子虽然色尚相符，但形实不同。今日所用川郁金者，实则产自温州，皮色黯黑而有皱纹，两端尖有须，扁形为多；莪术子卵圆形，两端平圆，皮有节纹。唐氏所谓“色黑，与川中野郁金相似而混之也”一语，此说殊为不确，历考诸家本草，有谓郁金者，有谓郁金香者，并无川、广之名，惟陈仁山《药物出产辨》[①]云：郁金产四川为正，道地好气味，色金黄。有产两广者，名土金，色淡白无味，迨或因此而传讹欤！近今则以川产之黄郁金曰广郁金，则命名更讹而又讹矣。

二、马蹄决明（即今决明子） 草决明（即今青葙子）

马蹄决明，《杜诗详注》曰：食之能决眼昏，以益其明，故曰决明。李时珍曰：马蹄决明、草决明、石决明皆同，有明目之功，故以名也。《广群芳谱》云：决明有二种，马蹄决明茎高三四尺，叶大于苜蓿而本小末奓[②]，昼开夜合，两两相贴，秋开五出淡黄花，结角如初生细豇豆，长五六寸，子数十粒，参差相连，状如马蹄，青绿色。一种茳芒决明，即小扁豆，苗茎似马蹄决明，但叶本小末尖似槐叶，夜亦不合，秋开五出深黄色，结角如小指，长二寸许，角中子成数列，状若黄葵子且扁，其色褐，味甘滑（按近时已无此种），子皆咸平无毒。治目中诸病，助肝益精，作枕能治头风，明目胜黑豆，有决明处蛇不敢入，故朱丹溪言决明解蛇毒，本此意也。茳芒决明炙作饮之甚香，除痰止渴，令人不睡。昔隋季有稠禅师作五色饮以进隋帝者，即此也。

青葙子《本经》名萋蒿，因其子与决明同功，故名草决明，其花叶酷似鸡冠，故《纲目》名野鸡冠，嫩苗似苋，故又谓之鸡冠苋。李时珍曰：青葙子生田野间，嫩苗似苋可食，高二三尺，苗、叶、花、实与鸡冠花无别，但鸡冠花穗或有大而扁或团者，此则梢间出花穗，尖长四五寸，状如兔尾，水红色，亦有黄白色者，子在穗中，与鸡冠子及苋菜子均黑而光亮。苏恭言其结角亦误也，其味苦寒无毒，治唇口青紫，益脑镇肝，明耳目，肝脏热毒冲眼，赤瞕青盲，翳肿疼痛。近人只知决明子，往往不知草决明

① 《药物出产辨》：原作“《药物生产辨》”，据《中国中医古籍总目》改。

② 奓：张开，大的意思。

即青葙子，遂致误用马蹄决明，故将各种决明据形状效用分别明辨，俾免传讹。

三、淡竹叶（鸭跖草，亦名竹叶） 竹叶麦冬（即野麦冬）

竹类极繁，本草陶、苏二家云：入药用竹篁、淡竹，又谓甘竹。似篁而茂，即淡竹也。陆地多竹，此所指似俗呼水黄连者。《解要》云：余旧植数十竿，邻近每采用，今医家好言淡竹叶，伧父[①]谬以鸭跖草当之。考鸭跖草，处处平地皆有之，三四月生苗，紫茎，竹叶嫩时可食，四五月开花似蛾形，两叶如翅，碧色可爱，结角尖曲如鸟喙，实在角中，大如小豆，中有细子，灰黑而绉，状如蚕屎，巧匠采其花取汁作画色。味苦大寒无毒，主治寒热瘴疟、疔肿肉癥、小儿丹毒、发热狂痫、身面气肿、痈疽等毒，及大小便不通，此即近今名为竹叶草也。本草草部另载一种淡竹叶，苗高数寸，亦似竹米，落地所生，处处原野皆有之，细茎绿叶，茎叶似细竹，其根一窠数十须，须上结子，与麦门冬一样，但坚硬尔。气味甘寒无毒，去烦热，利小便，清心。根名碎骨子，能堕胎催生。此即近时草药医所谓竹叶麦冬也。《本草经解要》云：今六之西山，有一种草高不盈尺，茎中空有节，叶亦全肖竹而稍薄，生丛棘间，凌冬不凋，仅一痘医识之，云其师江右人也，指授此为真淡竹叶，用之已数十年云。炳章疑此形态，或亦是鸭跖草也。惟《汤液本草》云竹、淡竹俱载木部，于淡竹下引《日华子》并用根茎，所主痰热惊悸等症。此即陶、苏所谓"甘竹似篁而茂"之淡竹也，因古人淡竹以对苦竹为文，除苦竹外，悉谓之淡竹。后人不察本草，别疏淡竹为一物，则南人食笋亦有苦竹笋、淡竹笋之分，竟别有此物。考淡竹与叶，善化热痰，故能定惊痫，《汤液本草》所云，盖即此物也。

① 伧父：晋南北朝时，南人讥北人粗鄙，蔑称之为"伧父"。

四、马兜铃（带壳嫩者是） **杜兜铃**（去壳老者是，根名青木香）

马兜铃，《肘后方》中名都淋藤，根名青木香。寇宗奭曰：兜铃蔓生，附木而生，叶脱时，其实尚垂，状如马项之铃，故得名。苏颂曰：春生苗作蔓，绕树而生，叶如山蓣，厚而且大，背白，六月开黄紫花，颇类枸杞花，七月结实如大枣，状似铃，作三四瓣，根微似木香，大如指，黄白色，气香味苦寒无毒。治肺热咳嗽，痰结喘促，血痔瘘疮，肺气上急，解蛇蛊毒。喘满声瘖者宜加，肺冷金寒、咳嗽失音者禁用。以其苦中带辛，寒中带散，根名青木香。

炳章按：马兜铃产河东淮桂等处，皆七八月采实，带壳曝干。其实未老，故壳色黯黑，形如枣，两端圆，内实微白而心灰黑，因采时浆液充足，故味极苦。凡肺热喘促甚者，皆胜于杜兜铃，惟阴大虚及呕吐者忌用。浙江产者，皆九、十月之间，俟经霜露后，其叶将脱，铃实长成已足，皮壳开裂，遂破开去皮膜，取净子入药，名为杜兜铃。其味微苦，肺微热、气机抑郁者更宜。热重者，不及马兜铃之胜。故兜铃之分马、杜二种，实是嫩老之异耳！其效用亦各有擅长。惟近今市肆中别有所谓洋兜铃者，止有成片之兜铃实而无外囊，形状较杜兜铃稍巨，作淡褐色，用者取其色泽鲜明，颇行于世而价值较贵，究不知是何植物，如果为兜铃别种，何以外囊弃而不用？殊滋疑惑，不用为是。

九、十月采根名青木香，味芳香，治痧胀、湿浊诸症。

五、三白草（即翻白草，俗名水木通）

赵恕轩云：三白草俗名水木通。而《纲目》《释名》无一条别名，李濒湖以为此草八月生苗，四月其巅三叶，面上三次变作白色，余叶仍青不变，故谚有“一叶白食小麦，二叶白食梅、杏，三叶白食黍子”，此则未见三白形色也。卢之颐《乘雅》云：家植此草于庭前二十余载，每见三月生苗，叶如薯叶而对生，小暑后茎端发叶，纯白如粉，背面如一，初小渐大，大则叶根先青，延至叶尖则尽青矣。如是发叶者三，不再叶而三秀，花穗亦白，根须亦白，为三白也。设草未秀而削除之，盛六、七月或八、九月重生苗叶，亦必待时而叶始白，月令小暑后，逢三庚则三伏，所以被火形，以全容平之金德。三白草不三伏而三显白，转以火金相袭之际，化炎歊[①]而为清肃，此即点火成金，不烦另觅种子者也，故主夏伤于暑，而出机未尽。秋伤于湿，而降令过急者，两相安耳？据此言，则此草应时而生白叶三瓣，非到时而青叶转白，与李濒湖之说迥异矣。又《常中丞笔记》：镜湖产三叶白草，苗欲秀，其叶渐白，农人候之以莳田，三叶尽白，则苗毕秀矣。余姚此草甚多，生水滨，每春夏水足叶齐白，否则止白一叶或二叶，占之甚验。今访见草长二三尺，叶似白杨，下圆上尖，一本而数节，每节皆生叶，数不止三，亦非尽能变白，惟最上数叶，初时近蒂先白，次则叶中再白，末则至叶尖通白，盖一叶而三白，非白叶有三也。诸说皆异，某年余从曹娥江边亲采而视之，颇得其详，兹将三白草形状及学理上实验辨明于下：按三白草为一年生宿根草，多生卑湿地处或溪涧中，茎高二三尺，茎外皮平滑有棱角，节中空，鞭状之地下茎纵横土内，四处伸长，最为繁殖，成为同种群落能压倒周围之他草，根自地上，茎之下部及地下部之节部发生，质生而纤叶，为长椭圆形，基脚呈心脏形，锐头全缘，表面平滑，叶柄之基部抱拥于茎外，叶有微香，盛夏时茎稍有二三叶变为白色，四月缀白质小形穗状总状花，淡黄色，花萼及花冠欠缺，具六雄蕊与四雌蕊，至七、八月结细实。考此草之所以名三白者，因际开花时期，茎稍之二三叶呈白花现象，远望之颇呈美观。盖因花序渺小，不足以引诱虫介，故于绿叶丛中特变二三叶之色泽，以助受精作用，花期过后，白叶渐次褪转绿

① 炎歊（xiāo 肖）：亦作“炎熇”。暑热。

色，亦生物造化之巧妙也。综观诸说，以卢说为稍确。《本草纲目·十六卷·草部》隰草内已载三白草，“二十七卷·菜部”又列翻白草，以为二种，不知即是一物，是以翻白草下有释名，而三白草下无释名，可以恍然矣。《眼科要览》云：其根能治小儿痘后眼闭不能开并起星最效，用酒浆同捣，铺棉帛上，罨于眉心，候一昼夜即开，重者二服，无不效验。而时珍翻白草、三白草，二草下附方皆失载，而《眼科要览》之方别籍均有附载，惟独遗此方，岂当时不及细检耶？殊难索解。

六、板蓝根（即古之马蓝，乃五蓝之一）

时珍曰：蓝凡五种，各有治法，惟蓝实取蓼蓝者。蓼蓝叶如蓼，五六月开花成穗，细小浅红色，子亦如蓼，岁可三刈[①]（属蓼科）；菘蓝叶如白菘（俗称大青叶，属十字花科）；马蓝叶如苦荬（属爵床科），即郭璞所谓大叶冬蓝，今之斑蓝根也，二蓝花、子并如蓼蓝；吴蓝，长茎如蒿而花白，吴人种之；木蓝长茎如决明，高者三四尺，分枝布叶，叶如槐叶，七月开淡红花，结角长寸许，累累如小豆角，其子亦如马蹄决明子而微小，迥与诸蓝不同，而作淀则一也。苏恭以马蓝为木蓝、苏颂以菘蓝为马蓝、宗奭以蓝实为大蓝之实，其实皆非也。时珍之说较为正确。考古人用蓝有取实者，有取叶者，有取根者。如蓼蓝取实，以解毒杀蛊，取叶以解药毒，涂五心止烦闷、疗蜂螫毒，斑蝥、芫菁、樗鸡、毒，朱砂、砒石毒；如马蓝（即斑蓝）取叶连根，焙捣下筛，酒服一钱匕。据上所说，马蓝即斑蓝已无疑义。又考《洗冤录》详义，以斑蓝根（一作斑兰根）云治蛇毒，莫妙于斑兰根先令患者口嚼，即以嚼细之滓敷患处。此物出于闽广，花有斑点，叶有花纹，根似兰根而较细，蛇遇此物即化为脓云云。余按：此蓝似为蓼蓝，盖惟蓼蓝能解诸蛇虫毒，或别是兰族之兰，却非斑蓝。今药肆之

① 刈（yì 义）：割。

斑蓝，形细色白味甘淡，与李氏《纲目》尚属相符，此《洗冤录》之未及深考耳！

七、天葵（《纲目》名菟葵） 子名千年老鼠屎（即紫背天葵，非蜀葵类）

赵恕轩曰：李濒湖菟葵列于黄蜀葵上，蜀葵下必其形状与蜀葵相近，较之秋葵，叶作鸡爪花，则单瓣淡黄而大，迥非蜀葵之状可比。然细阅《集解》下如苏恭所说，苗如石龙芮，花白如梅；而郭璞所注则又以为似葵而小，叶状如藜有毛；如寇宗奭所说，又以菟葵为锦葵。聚讼纷纭，迄无定论。濒湖于释名下引《图经》云菟葵即天葵，而于《集解》中又不载《图经》所云形状，而独取《郑氏通志》云：菟葵天葵也，状如葵菜，叶大如钱而厚，面青背紫，生于崖石，按此即紫背天葵也。其叶分三歧，如三叶酸草而大，根下有子，年深者其子大如指，俗呼千年老鼠屎，以其形黑皮粗，状类鼠屎。近时药肆亦名天葵子，故《外丹本草》曰：雷丸草，以其根下生子如雷丸也。此则全非葵类，不过有葵之名而已。不知时珍何所据而以为即菟葵，援引诸说又无折衷。盖时珍本未识，菟葵更不识，故释名引《外丹本草》雷丸之名而释名，亦未能注出其所以得此名之故，似皆失之疏略乎！考紫背天葵，功用全在于根，而时珍于主治条仅言其苗而不著其根之用。赵氏《拾遗》云：千年老鼠屎，即紫背天葵根也。《百草镜》云：二月发苗，叶如三角酸，向阴者，紫背为佳。其根如鼠屎，外黑内白，三月开花细白，结角亦细[①]，四月枯萎。出金华、诸暨、绍兴及各地深山石罅[②]间，根大而佳，春生夏枯，秋冬罕有，味苦辛凉，清热，治痈疽肿毒，疔疮瘰疬，痰瘤跌仆，疯犬咬伤，痔疮劳伤，七种疝气，或为丸、为散、

---

① 细：缀集。

② 石罅（xià 下）：石缝，指狭谷中小道。

浸酒，随症酌用，各有效用。

八、泽兰（古即孩儿菊） 佩兰（即古奶孩儿草兰香） 香草（即罗勒） 省头草

时珍云：兰草、泽兰一类二种，俱生下隰，紫茎、素枝、赤节、绿叶，叶对节生，有细齿。但以茎圆节长、叶光有歧为兰草。兰草走气分，利水道，除痰癖，杀虫辟恶，为消渴良药，俗呼省头草；茎方、叶齿边有毛为泽兰，泽兰走血分，消水肿，涂痈毒，破瘀血，除癥瘕，为妇人要药。王孟英氏批叶案云：省头草为兰，乃叶氏之臆说。昔寇宗奭、朱丹溪并以兰草为山兰之叶，后士材亦收兰叶，以致无识之医，遂有加建兰叶为引者，不知李时珍已引众说而识。然据方虚谷之说，谓是省头草，后此修本草者，服其渊博，无不遵之，虽刘氏《本草述》、卢氏《乘雅》、倪氏《汇言》皆称善本，亦无异议，惟汪訒庵颇疑，町畦[①]贱品，不敷雅名。洄溪之论谅本于此，岂可为香岩臆见[②]乎？清代道光间，邹润安《本经续疏》[③]始辨定山兰叶以清逸兴，功并竹茹，省头草以猛烈胜，略同草蔻。临证施用，各有所宜。赵恕轩曰：兰草有数种，《纲目》虽有正误，尚未明晰，其释名亦多淆混。泽兰，今人呼为奶孩儿者是也，此草方茎紫花，枝根皆香，入药走血分；省头草，叶细碎如瓦松，黄花，气微香，生江塘沙岸，未见有入药用者；香草，叶如薄荷而小，香气亦与薄荷迥别，人家买以煎鱼，云可杀腥代葱，此即所谓罗勒者是也；孩儿菊，叶如山马兰而长，近皆以此作泽兰入药，云可治血。此四种皆香草，惟奶孩儿草香尤峻烈，时珍《纲目》兰草释名下概以省头草、孩儿菊混为一类，殊欠清晰，至《集解》所

---

① 町畦（qí 齐）：喻规矩；约束。

② 臆见：个人的私见；主观的看法。

③《本经续疏》：作者邹澍，字润安，是继《本经疏证》之后依原书体例补充撰著而成。《本经续疏》原作《本经读疏》，据《中国中医古籍总目》改。

详形状，则又以孩儿菊为泽兰，附方中则又认省头草为兰草，皆非确论也。又以罗勒入菜部，谓即兰香。张路玉云:《纲目·芳草部》有兰草,《菜部》有兰香，名曰罗勒，种各不同。张系长洲人，其俗每食必用香草，其说自当有据，当可从也。赵氏又云：奶孩草俗名奶孩儿，处处人家种之，叶尖大如指甲，有枝梗，夏开成簇细紫花，结子亦细。暑月妇人用以插发，可辟腻脂[①]，芳香辟恶去臭气，辛温和中，止霍乱吐泻，行气活血。发疟疾者，塞鼻能令寒热渐轻。张路玉云：兰有三种，一种曰兰草，其气浓浊，即今之省头草也；一种曰兰香，植之庭砌[②]，二十步内即闻其香，俗名香草；一种曰罗勒，茎叶较兰香粗大，而气荤浊，嫩时可食，仅入菜部，不堪入药。王国祥云：兰香，吴人以之入药，名曰佩兰。夫气香之药，性皆辟浊利气，张氏以为《内经》之兰，亦误也。综观诸家之辨与余目见所及，今之所谓泽兰，即赵氏之孩儿菊之属；今之所谓佩兰，即赵氏之奶孩儿草、张氏之兰香；今之所谓香草，而赵氏亦名香草，张氏所谓罗勒者是也；今之所谓省头草，与赵、张二氏之名所同也。

炳章按：泽兰，方茎空心而粗长，活血所用；佩兰，芳香茎细短而圆，化湿热，湿热证用之；香草，细短芳香。此大要也。

九、蔄茹（非茜草） 茹芦（即茜草）

蔄茹亦作芦茹，乃毒草之根。《纲目》云：古出武都者色黄，建康者色白，今山原处处有之。春初生苗，茎高二三尺，叶为长卵形，似大戟而微长阔不尖，抱茎有叶相对，圆而出尖，叶腋出茎，茎中分二三小枝，二三月开淡红或紫色小花，夏日结实如豆，一颗中含三粒，生青熟黑，中有白仁，状如续随子，根长大如萝卜，壮者或开歧，皮作黄赤色，内白，破之

① 脂（zhí 植）：黏；滞。

② 庭砌：庭院。

中有淡黄浆汁，旋即凝黑如漆，味辛寒有小毒，效能除人风热气，破癥瘕，逐恶血，杀虫，排脓去腐之药也。昔歧伯氏用以合乌鲗骨、雀卵为丸，治血枯经闭之症。今人乃讹以茹芦当之，实为大误。夫茹芦属蔓草，春自宿根抽茎，茎方中空有筋，外有细刺，刺皆向下，叶形卵圆，边缘有细齿，五叶如乌药叶而糙，面青背绿，入秋稍头节间俱簇生穗状之花，大约分许，色白四瓣，果实形如球，色黑类小椒子，即《诗经》所云“茹芦在阪”者是也。其根为止血之药，用以通经，岂非相背乎？

炳章按：《内经》有乌鲗骨芦茹丸，其芦茹近人皆以茜草作芦茹，实为大误，效用固然各殊，形态亦复不同，芦茹自有其物，兹将两物效能形态特考正如上。

十、食茱萸（俗呼辣茄） 吴茱萸（山茱萸，即萸肉）

《本草述》云：食茱萸大热微毒，能祛积阴寒湿。李时珍于茱萸条内云：欓子形似茱萸，惟可食用，故名食茱萸，有小毒。此“食”字之误。张石顽《本经逢原》云：食茱萸与吴茱萸性用相类，功用仿佛。而《本经》之文向来错简（食字误山），在山茱萸条内，详其主治心下寒热，即孟诜治心腹冷痛之谓；温中逐寒湿痺，即中恶去脏腑冷之谓；去三虫，即藏器疗蛊毒飞尸之谓。虽常食之品，辛香助阳，能辟浊阴之滞，故有轻身之喻。以上主治，岂山茱萸能之乎？（下乃山茱萸）其治带下冷痢，暖胃燥湿，水气浮肿，用之功同吴茱萸而力稍逊，此即赵氏正误之大意。所谓食茱萸，即今之辣椒是也，与吴茱萸味皆辛辣，大热有毒，为散厥阴寒湿、腹痛寒呕之要药。山茱萸即今之萸肉，味酸性平和，能治带下冷痢者，取其酸涩敛收之力也。时珍乃曰仅可食用，不几将一“食”字泥死于句下哉。故特辨正之。

十一、白前　白薇

陈家谟曰：白前形似牛膝，粗长坚直，中心空虚，根间有节，色白微黄，折之易断。陶弘景曰：白前气味甘微温，无毒，主治胸胁逆气，咳嗽上气，呼吸欲绝。《经疏》曰：白薇根黄白色，形类牛膝，头下有细须而短，柔软可曲。又《乘雅》云：根似牛膝而细长，色黄微白。《本经》云：白薇气味苦咸平，无毒，主治暴中风，身热肢满，忽忽不知人，狂惑邪气，寒热酸痛。由是观之，白前与白薇形色异，性味亦异，功能更异。《本草崇原集说》眉批有云：苏州药肆，误以白前为白薇，白薇误为白前，相沿已久云。

炳章按：白前与白薇两物之名互相更易，由来已久，但起于何时已不可考。近查杭州、鄞县各药肆，相沿亦与苏州相同，惟绍兴药肆早经考正改更，此实吾绍药界认真业务之优点，务望苏、杭各处药业迅为更正，免误病家为要。

又按：《重庆药业指南》谓：川、黔各地药肆误以白薇为白前，白前为白薇相沿已久，无人纠正，良[①]可概也云云。观此则不独江苏、浙江为然，而四川、贵州亦复如是，可谓风行一时奇矣。今时必须共起而改正之。

十二、棉茵陈（即古茵陈蒿）　铃茵陈（即古角蒿）

茵陈本系蒿属，昔人多种以为蔬食。陈藏器云：终冬不死，至春更因旧苗而生，故名茵陈。《本经》所载，主治风湿寒热，热结黄疸，小便不利，除头热，去伏瘕，湿伏阳明所生之病，皆指棉茵陈而言。其叶细于青蒿者是也。干之色作淡青白色，梗叶有极细绒毛，今人呼为羊毛茵陈者是也。其性专于利水，故为湿热黄疸要药。

① 良：的确。

又一种茎叶如青蒿，生子如铃者，名山茵陈，即角蒿也，其味辛苦，有小毒，专于杀虫，治口齿疮尤妙。今人呼为铃儿茵陈，药肆中俱有之。惟药肆但知铃茵陈，不知山茵陈、角蒿即是此物也，亦不可不辨而概误用之。《本草纲目》以茵陈、角蒿分别二种，自是卓识，然亦未能指出角蒿、铃茵陈，且将山茵陈治眼热肿痛方引入茵陈条下，至角蒿条下而无一语言及苗叶形状者，或尚未知此即山茵陈也。炳章特为辨正之。

十三、地菘（即天名精） 火蔹（即豨莶草）

沈括《梦溪笔谈》云：地菘即天名精也（子即鹤虱根，即杜牛膝）。世人既不识天名精，又妄认地菘为火蔹，本草又出鹤虱一条，都成纷乱。不知地菘即天名精，其叶似菘，又似蔓青（名精者即蔓菁也），故有二名，鹤虱即其实也。按世间有单服火蔹法。火蔹，本草名豨莶（即猪膏母），近代有九制豨莶丸治风病。

炳章按：地菘即天名精，其子名鹤虱，皆入药用。火蔹即豨莶草，又名猪膏母，为驱风湿之要药。此天名精与豨莶草分别之大要也。

十四、山慈菇（非石蒜） 石蒜（即老鸦蒜）

山慈菇，凡山野卑湿之处恒有生焉。土人云白花者良，形状绝似石蒜。李时珍于山慈菇集解下注云：春初生叶，七月苗枯抽茎，开花红色。又一种四五月抽茎，开花黄白色。赵恕轩云：余昔馆平湖仙塘寺沈道人，从遂昌带有慈菇花一盆来，余亲见之，其花白色，俨如石蒜花，据土人言无红黄花者。其花开于三月，而《逢源》慈菇下注云开花于九月，则误以石蒜为慈菇矣。李时珍于慈菇条下附方，引孙天仁《集效方》[①] 用红灯笼草，此乃红姑娘草，专治咽喉口齿，即《纲目》所载酸浆草是也，乃不列彼而列

① 《集效方》：原作《集验方》，据《本草纲目》改。

此，岂以慈菇又名鬼灯檠而误之耶？夫慈菇虽能解毒，不入咽喉口齿，何得误入？又引《奇效方》吐风痰用金灯花根，不知石蒜亦名金灯花，慈菇根食之不吐，石蒜根食之令人吐，则《奇效方》所用，乃石蒜非慈菇也，李氏则一误再误矣。以今印古，确系赵氏之说为准。赵恕轩又云：石蒜即老雅蒜，一名银锁匙，又名一枝箭。《百草镜》云：石蒜初发苗，叶似蒜，又与山慈菇叶相似，北有剑脊，四散布地，七月苗枯，中心抽茎如箭杆，高尺许，茎端开花，四五月成簇，六出，红如山丹，根如蒜，色紫赤内白，有小毒，理喉科。《本草纲目》主治失载，金士彩云：此吐剂也，且能令人泻。郭佩兰云：慈菇根苗绝类老鸦蒜，但蒜根无毛，慈菇则有毛壳包裹为异，用去毛壳焙。苗枯即掘，迟则苗腐难寻矣。

炳章按：山慈菇贵州产者粒大而肉结实，皮皱色白，根底复生须根；云南产者色褐白，肉略松，稍次；浙江处州产者色白而肉结实，惟粒略小，品亦佳。

十五、解瘟草（即广东万年青，非吉祥草）

解瘟草（瘟，本作员，音运。《灵枢·刺热》篇云：其逆则头痛员员，脉引冲头也。后人因其为疾，遂加疒为瘟。俗有作晕者，非也）叶长尺余，狭而尖，有平行脉，如建兰而深厚，四时青翠，经冬不凋。叶丛之下复生根须，根下生子，初茁芽作紫色，长则色青，夏开淡紫色花，成穗状，亦如麦门冬状，其根之子分苗种，极易繁茂，以其出自粤中，故俗名广东万年青。《纲目》有名未用，吉祥草下。李濒湖所引吉祥草，即此物也。相传时俗妊妇临蓐之际，以此草连盆移至产室，云能解产厄及血晕。此草色泽青翠，叶叶劲直如前，一入产室则叶皆软垂，色亦槁瘁，必经数月乃复鲜艳，亦一奇也。其根下子入药用，性凉味甘，清肺理血解火毒，为咽喉妙药。或云捣汁加冰片少许，茶匙灌下三匙，治小儿急惊立效。此亦赵恕轩

《纲目拾遗》正误所言也，余亦甚善其说。

十六、芸草（又名芸香） 今之芸香（即古白胶香，又名枫树脂）

黄慎斋云：芸香草也，俗以莹白结瑰者为芸香，不知此乃白胶香，即枫树脂也。李氏《本草纲目》误以芸香为山矾，列入灌木类，而草部竟未收入。《拾遗》所列之芸香草，云出云南，治蛊毒瘴疟，自另是一种。丁氏《实验新本草》亦未详考，猥[①]以乳香、洋乳香相提并论，殆误认白胶香言也。按颜师古《急就篇》注云：芸，蒿类也，生有白毛如艾茸。许慎《说文》云：芸草似苜蓿。《群芳谱》云：芸香，一名山矾，一名椗花，又名春桂。《黄山谷诗·序》云：江南有一种草，小白花，高数尺，春开花极香，野人号为椗花（黄慎斋又云：余按名曰山矾，盖野人采芸叶以染黄，不借矾而成色，故曰山矾），此群芳之所本。而时珍因有灌木类之山矾，遂以一名山矾之芸草误作一物也。沈括《笔谈》云：古人藏书辟蠹用芸香，谓之芸草，即今之七里香，叶类豌豆，嗅之极芳香，秋间叶上微白如粉。程瑶田《释草小记》[②]云：芸香草，长一二尺，作小白花，攒生茎，末茎分数枝，每枝五六球或七八球，每球又细分五六花或七八花，久之分开散布，其花不落，又久之花英外铺，中露白毛无数，盖亦花之有荼者也。然英包荼外，非如苦菜之荼，荼合英本，必脱英而后荼乃见也。俗呼七里香，土人采而束之以售，可以辟蠹，又能渍油，妇人多用以泽发。白花中间有黄花者，秋深望叶如着白粉，盖其茎叶有白毛如艾茸，香闻数里，自春至秋，舒英不断，计历八阅月。花色有黄有白，因时变异，春日白，三月盛开则黄，至夏渐稀而萎，然有作花未开者，夏日仍作白花，秋间复黄。其子与

① 猥：多。

②《释草小记》：为清代著名学者程瑶田所撰，其并著有《通艺录》《释虫小记》等。《释草小记》原作《释芸小记》，据《程瑶田全集》改。

苦菜诸荼相似，其花鲜者蕊黄，枯时蕊黑，鲜时香烈，枯时香微，此草江淮间多有生者。据程氏所释之芸亦香，实非枫脂香可作芸香也，乃濒湖竟将芸草遗漏，当无疑义，余特考正，以致识别。

十七、蜀漆（即甜茶，薛云蜀黍之误） 泽漆（即猫儿眼睛草，非大戟苗）

薛瘦吟云：《伤寒论》救逆汤之用蜀漆，柯韵伯疑之，而邹润庵谓脉浮热反灸之，此为实，实以虚治。因火而动，必咽燥吐血，可见脉浮被火，应至吐血，今更吐之，是速其血耳。矧[①]《千金》《外台》两书，非疫非疟，不用是物，则是方之有舛错无疑矣。吴中方大章则谓：蜀漆乃蜀黍之误，古漆字无水旁，与黍相似同故也。黍为心壳，用以救惊狂坐卧不安者，取其温中而涩肠胃，协龙、牡成宁神镇脱之功也。按蜀漆，诸家本草多以常山之苗（即甜茶）为蜀漆，考甜茶善引吐，救逆汤中用之，且未妥洽，余亦以方氏之辨正为是。泽漆，《本经》曰漆茎，时珍名猫儿眼睛草。绿叶绿花，茎叶味苦微寒，主治皮肤热，大腹水气，四肢面目浮肿，利大小肠，解蛊毒，止疟疾，消痰退热。《日华》、陶氏《别录》皆言是大戟苗，时珍考《土宿本草》及《宝藏论》诸书，并云泽漆是猫儿眼睛草。江湖原泽平地多有之，春生苗一科，分枝成丛，柔茎如马齿苋，绿叶如苜蓿叶，叶圆而黄绿，颇似猫睛，故名猫儿眼睛草。茎头凡五叶中分，中抽小茎五枝，每枝开细花青绿色，复有小叶承之，齐整如一，故又名五凤草。绿叶绿花，草茎有白汁粘人，其根白色有硬骨，或以此为大戟苗者，误也。今方家治水蛊大效。陆以湉曰：《金匮》之泽漆，乃与大戟同类而异种也，今皆不以入药，惟草泽医人用猫儿眼睛治水蛊者，即泽漆也。张路玉曰：泽漆利水，功类大戟，遂误以为大戟苗。《本经》言利丈夫阴气，则与大戟不相忤也。余如《广群方谱》亦云：非大戟苗，以猫儿眼睛草为是。余所经验，亦从

① 矧（shěn 审）：况且。

李说为正。

炳章按：蜀漆即甜茶，乃常山之苗是也。方氏说是蜀黍，乃从字形而研究，实不识物资之误也。

十八、鸡舌香（即母丁香） 丁香（即公丁香）

沈存中《笔谈》云：子集《灵苑方》论鸡舌香以为丁香母，盖出陈藏器《拾遗》。今细考之，尚有未然。按《齐民要术》言：鸡舌香，俗名丁子香，以其形似丁子故名，即今丁香也。《日华子》言：丁香治口气，与《三省故事》载汉特郎官口含鸡舌香，欲其奏事对答，口气芬芳，此所谓丁香治口气相合。又古方五香连翘汤用鸡舌香，千金五香连翘汤用丁香却无鸡舌，最为明验。陈承《新补本草》又出丁香一条，盖不曾深考也。今世所谓鸡舌香者，从乳香中得之，大如山茱萸，剖开中有如柿核，略无气味，以此治疾，殊极乖谬，不知缘何以为鸡舌也。藏器曰：鸡舌香与丁香同种，花实丛生，其中大者为鸡舌，击破有顺理而解为两向如鸡舌故名，乃是母丁香也。雷敩曰：丁香有雌、雄两种，雄者颗小，雌者颗大，头如茱萸，更名母丁香，入药最胜。李时珍云：雄为丁香，雌为鸡舌。诸说甚明，独陈承《新本草》所言甚为谬妄，不知乳香中所拣者乃番椒核也，即无漏子之核（见果部），前人不知丁香即鸡舌香，误以此物充之。炳章参考众说，将二物实验比较，当以雷敩、时珍之辨最确。所谓雄者为丁香，粒小而味浓香，即今公丁香是也；雌者为鸡舌香，粒大而味淡香，又称母丁香也。古以雌雄辨，今以公母名，顾名思义，原有男女之判，洵不误也。

十九、楝根皮（皮在土上及根赤者有毒，不堪用）

楝根皮出土者杀人。《续名医类案·中毒门》谓：楝树根出土者杀人。有朱氏子腹痛，取楝树东南根，煎汤服之，少顷而绝。余按：本草谓楝树雄者，根赤有毒，吐泻杀人，雌者色白入药用，是楝树根之有毒，不得仅以出土者概之矣。时珍云：人服食时，恐误中其毒，每一两可入糯米五十颗同煎，以杀楝根皮之毒。若作泻者，食以冷粥即止，如不作泻者，当以热葱粥发之。

二十、红枣　黑枣（统名大枣，和胃宜红枣，补中宜黑枣）

《本草经解要考证》云：大枣即北地晒干赤红枣，肉厚多脂，宜用入药。其蒸熟者色黑，是为胶枣，亦有用者。至南枣，乃金华等处所出，枣身长约寸许，色紫黑，皮皱肉厚而坚，枣仁在核能动，手握而摇之能蔌蔌作响为最佳品。一种南枣，以糖蜜拌煮蒸透，焙干，味更甘润，多食损脾动湿热（按即今名蜜枣）。张叔承《本草选》云：方书所用大枣，不分黑白。细详考之，乃是红枣之大者，若黑枣，则多系加蜜蒸过者。亦谓今人蒸枣多用糖蜜拌过，久食最损脾胃。窃意红枣力薄，和胃则宜，黑枣味厚，补中当用，似不得混同施治。黑枣非但助湿热，且过食能令齿生虫也。

二十一、蜗牛（即带壳蜒蚰，头有四黑角）　蛞蝓（即无壳蜒蚰，头只两黑角）

寇宗奭曰：蜗牛、蛞蝓，二物也。蜗牛四角，背上有肉，以负壳行；蛞蝓二角，身肉止一段。若为一物，《本经》焉得分为二条？惟《蜀本草》又谓：蛞蝓是蜗牛之老者。以致后人以大蛞蝓以合药者。二者效用，以其制蜈蚣毒则尚可通，余如入小儿药，及解热消毒，如外科点舌丹、蟾酥丸、徐氏痈毒围之玉精炭，其效力皆不及蜗牛之胜，故凡修合，丹、丸当用蜗牛为是。考《尔雅》无蛞蝓，止云附蜗蝛蝓，郭注云蜗牛也。《别录》无蝛蝓，止云蛞蝓，一名附蜗。据此则蝛蝓是附蠃，蛞蝓是附蜗，盖一种两种，因名称相通，而俱蜗牛与蜒蚰也。郭佩兰云：蜗牛即圆壳蜒蚰也，身有黏液，能制蜈蚣毒，生池泽草树间，形似小螺，边形端尖白色，头有四黑角，以形圆而大者为胜，夏热则悬叶下，升高涎枯即死矣。其一种无壳双角者，名蛞蝓，不堪入药。其余本草或以为一物，或以为二物，皆失之深考。惟许氏《说文》则云：附蠃背负壳者为蜗牛，无壳者为蛞蝓。则一言决矣，殊得言简意赅，余亦以此说为善。

二十二、石蜜（即蜂蜜，非冰糖、白糖）

石蜜误作冰糖、白糖，始于《本草纲目》，李氏采入果部，别载石蜜一条云：即今冰糖也。张石顽随声附和，遂亦云石蜜即冰糖，以凝结成块如石者为石蜜，轻白如霜者为糖霜。至郭佩兰则竟以石蜜为冰糖，云：以蔗汁煎而曝之，凝结作块者是也。其实皆误也。考《本经》，石蜜即蜂蜜也。因古时蜂非人家所养，任其自生自灭，以其栖于深山岩石中，色白如膏者为石蜜。后人沿用河南白蜜，盖汴梁多梨蜜，为梨花所酿，殊胜他产，而效用悬殊，故特辨正。

二十三、文蛤（即海蛤之一种） 五倍子（宋人亦名文蛤）

郝氏《记海错》云：蛤蚌之属，有黄白杂纹，壳薄而光，乃文蛤也。考文蛤，皆海蛤之类，种类不一而味皆同。《南海志》云：蛤一月生一晕。《南越志》云：凡蛤之属，开口闻雷鸣则不复闭。读《闽中海错疏》，海蛤分列十有五种：一曰蛤蜊，壳白厚而圆，肉如车螯；二曰赤蛤，壳上有花纹，赤色；三曰海红，形类赤蛤而大；四曰螂蜣，形似蛤蜊而白，合口处色黑；五曰蜞螂，形如蛤蜊而小；六曰沙蛤，即土匙也，似蛤蜊而长大有舌名西施舌，又名车蛤；七曰红栗，似蛤而小，色白兼微红；八曰文蛤，壳有纹理。沈括《笔谈》云：今人所食之花蛤，其壳一头大一头小，上有花纹者是文蛤也。陶弘景云：文蛤小大皆有紫斑纹。九曰海蛤，其壳久为风涛所洗，色白圆净；十曰白蛤，形似蛤而小，壳薄色白，一名空豸，又名泥星；十一曰沙虱，似螂蟯而壳差薄；十二曰红绿，似蛤而小，味美色淡红兼绿；十三曰土铫，壳薄而绿色，白者味更佳；十四曰车螯，陈藏品云大蛤也，壳有花纹，肉白色，大者如碟，小者如拳，宋卢陵王义真车螯下酒，珍可知矣；十五曰螯白，即车螯之最小者。当考文蛤之名，《神农本经》为最先，且列为上品，以其效能清肺除烦，利水泄湿，如汉张仲景《伤寒》之文蛤散、《金匮》之文蛤汤，均是此物。伤寒文蛤散（文蛤为散，沸汤和服方寸匕）治太阳中风，应以汗解，反以冷水潠灌，经热被却而不得去，则弥更益烦，肉上起粟，意欲饮水反不渴者，表病不以汗解，反以冷水闭其皮毛，经热莫泄，烦躁弥增，卫气郁滞，不能发升于汗孔，遂冲突皮肤，凝起如粟，烦热郁甚，意欲饮水，而热在经络非在脏腑，则反不觉渴，是其脾土必当湿旺，若使非湿郁表，未有不渴者，文蛤除烦而泄湿也。《金匮》治渴欲饮水不止者，以脾湿堙郁[①]，肝不得升泄则膀胱气隆，肺亦不得降敛则胸膈烦渴，文蛤清肺而泄水也。文蛤汤即越婢汤加麻黄减半，加文蛤五两，杏仁十枚，治吐后渴欲得水而贪饮者。以水饮既吐，胃气上逆，肺气格郁，刑于相火，是以渴而贪饮，用甘草、大枣补土而益精，石膏、文蛤清金而泄湿，杏、姜破壅而降逆，麻黄发表而达郁。阅其方义，确与《本经》文蛤之效用暗合。成无已亦云：文蛤之咸走肾，以胜水气。唐容川云：文蛤壳上起纹，有疙瘩者，今之蛤子也，用其壳以治人身躯壳外之粟粒，渗水利热，形象皆合。郭佩兰《本草汇》云：文蛤即今花蛤，大小不等，背上有斑纹者，得阴水之气也。李梴《医学入门》云：文蛤出东海，大如巨胜，有紫纹彩未烂者为文蛤，无纹彩已烂为海蛤之蛤。参观诸说，文蛤皆为海蛤类之蛤，独丁予怀《伤寒真诠》云：《金匮》文蛤汤与《伤寒》文蛤散药味不同，主治迥别，以文蛤汤之文蛤为海蛤类文蛤，讵

① 堙郁：窒塞；郁结。

知五倍子亦名文蛤，味酸性涩，能止渴生津。据证《伤寒》当用海蛤之文蛤，《金匮》当用倍子之文蛤，通作海蛤解者亦非。余按：此说更非，考五倍子名为文蛤，始于宋《开宝本草》，因《山海经》有辨倍子名櫹子，形似海中文蛤，于是宗刘、马二公纂修《开宝本草》，遂以五倍子一名文蛤，取其形似之谓而作名。至张景岳《本草正》，直以文蛤即五倍子立为专条，谓为味酸涩，性敛降，以致后人只知五倍子一名文蛤，不知《本经》及《伤寒》《金匮》、唐宋以前之书另有蚌类文蛤也。蚌类之文蛤功能利水，五倍子性主收敛，功用适得其反，倘误用之，则祸不旋踵矣。虽然五倍子名文蛤之过始于《开宝本草》，作俑则在张景岳氏，无怪近今药肆，凡遇医方用文蛤，概以五倍子用之。如患胸有结饮及小便不利等证，服之加甚。按五倍子惟丸散及外治法用之（如铁桶膏、百药煎等类），用于煎剂者极少。顾后之医者，凡遇用文蛤之症，可以白蛤壳代之，壳形稍异，功用则同。药肆亦当以蚌类之白蛤应之，弗再误用五倍子作文蛤也。

二十四、石龙子（即蜥蜴） 守宫（俗名壁虎）

《神农本经》云：石龙子味咸寒有小毒，主五癃邪结气，破石淋，下血，利小便水道。近时药铺合辟瘟丹亦用之。一名蜥蜴，生平阳川谷间，吾浙杭州天竺、韬光诸山皆有，其山顶有小池，四旁皆石罅，以树枝向石罅间挑拨之，则小龙子出矣（即蜥蜴），四足，有尾青绿色。《动物典》云：蜥蜴即石龙子，栖于原野山泽间，皮肤有光泽，外被细鳞，四肢短小，舌甚短，齿亦细小，上下颚仅能少展，其尾能断而复生。又云：蜥蜴之体色，依雌雄而相异。雄之背黑，有青色线条五；雌之背为茶褐色，有暗色线条二，且其体较雄者尤大，此即《神农本经》之所谓石龙子也。至于守宫，俗名壁虎，味咸寒有小毒，主治中风瘫痪，手足不举，历节风痛，风痉惊痫，疠风蝎螫，鼠瘘瘰疬，小儿疳痢血积成痞，及疔蝎螫。《动物典》云：

守宫形似石龙子而较扁，头部扁，口大舌肥厚，吻被方鳞，鳞在上唇者有十一枚，下唇九枚，头大有五角鳞，颐下有鳞一对，两鼻孔相隔离，眼大无睑，脊暗黑有小黑点，多粟状突起，腹呈黄白，四肢短，各具五趾，除第一肢外，多有钩爪，趾有横褶襞，藉其排除空气之作用，能爬行墙壁等处，尾尖长，颇脆弱，易断而亦易复生，体长三四寸，捕蜘蛛、蚊蝇等为食。诸家本草每与石龙子混为一物，皆因于《本草经》有“一名蜥蜴”四字。《尔雅》云：蝾螈，蜥蜴；蜥蜴，蝘蜓；守宫也。名目亦从此混淆矣。不知《神农本草》所谓“蜥蜴生于川谷，守宫育生屋角墙壁”，川谷间安得有是？且守宫入水则死，必不能生于川谷。本草之所谓石龙子一名蜥蜴，非《尔雅》之蝾螈、蜥蜴也。李时珍《本草纲目》故另出守宫一条，谓一则功专利水，一则功专祛风，而同为破血之剂。自陶弘景、苏恭至，是始为定论。又《吴普本草》石龙子条下引《方言》云：桂林之中，守宫大者能鸣（按此是圆蛇之类而非守宫）。亦混石龙子、守宫为一物也。综之，《神农本经》所列之石龙子而非守宫，守宫各有形态，各有效用，岂容混淆，特详辨正。

二十五、海月（即砺镜、海镜，非江瑶柱） **璅蛣**（别是一种，非海镜、海月）

李时珍《本草纲目》以海月为江瑶柱，复附海镜，不知海月即是海镜，而江瑶柱非海月，此乃时珍承岭表录异之误，似有骈指之患。按《闽中海错疏》云：海月形圆如月，亦谓之砺镜，土人多磨砺其壳，使之通明，以为明瓦者是也。岭南谓之海镜，俗呼膏药盘。本草云：其肉由水沫所化，煮时犹化为水，即此是也。江瑶壳色如淡菜，上锐下平，大者长可尺许，肉白而韧，柱圆而脆，与海月绝不相类，安可牵为一物乎？《海错疏》又云：江瑶柱一名马甲柱。《南越笔记》云：《尔雅》注蜃小者玉柱即江瑶柱也。《安南异物名记》云：江瑶如蚌而稍大，中肉腥而肕，不中口，仅四肉牙佳耳。长四寸许，圆半之白如珂雪，一沸即起，甘佳脆美，不可名状，此所谓柱也。《海物异名记》云：海蛤之美在舌，江瑶之美在柱。《通志》云：马甲柱，惠州美其名曰西施舌。《琼州志》云：江瑶以柱为珍，崖州产者佳。可知江瑶柱为另一海味也无疑矣。

李氏复以海镜附于海月条下，注引郭璞《江赋》璅蛣腹蟹，以为即此物，亦误。不知璅蛣非海镜，实别有一物也。赵恕轩引《海南志》云：璅蛣状如珠蚌，壳青黑色，长寸许，大者二三寸，生白沙中，不污泥淖，乃物之最洁者也。有两玉柱，能长短，又有数白蟹子在腹中，状如榆荚，合体共生，常从其口出为之取食。然璅蛣清洁不食，但寄其腹于蟹，蟹为璅蛣而食，食在蟹而饱在璅蛣，故一名共命蠃，又曰月蛣。每冬大雪则肥莹如玉，映如云母，味甘而柔，盖海错之至珍者。又有海镜，一壳相合甚圆，肉亦莹洁，有红蟹居其腹为取食，一名石镜，其腹中小蟹名曰蚌孥。据此明是二物，在璅蛣腹者则白蟹子，在海镜腹者则红蟹子，则色又各不同，实则余见璅蛣形状迥与海月不同，兹读吾鄞徐柳泉先生文集有《鲒说》一篇，其辨较诸家明确，与余所见亦符，特节录之，以供究心博物君子参考也。其说曰：吾乡海物之古者，鲗酱贡于商，海蛤贡于周，鲒酱贡于汉。鲗与蛤人尽知之矣，而鲒则罕有识者。《说文》《广韵》《汉书注》以为蚌，《玉篇》以为鱼，《类篇》以为大蛤，郭景纯《江赋》曰璅蛣腹蟹，李善注之引《南越志》云：璅蛣长寸余，大者长二三寸，腹中有蟹子如榆荚，合体共生，俱为蛣取食。颜师古曰：鲒长一寸广二分，有一小蟹在其腹中。《述异记》云：淮海之人呼璅蛣为蟹奴。吾每读诸书怪其状，夫海物惟错，虽罟师[①]蜑[②]人不能周知之，然而鲒埼之亭见《汉志》，鲒酱二斗

① 罟（gǔ 古）师：渔夫。

② 蜑（dàn 蛋）：中国古代南方少数民族。

之贡见师文，不可以生长海滨而乡邦[①]掌故之物莫之见也。《汉志》所谓鄞有鲒埼亭者，今其地属奉化县，而鲒埼村在焉，余属村人，使以生者来则其身螺也，其首虾上而蟹下，须、钳、螯、跪[②]皆绝肖，一似虾据螺壳中，而捕蟹者沃以沸汤而出之，首以下略似虾肉，又其下环曲而渐锐，与螺无所别（沃汤以后，首作红色，正如虾蟹之经汤者，其身白，其尾碧，亦与熟螺无异），于是知一物具三形，而其实则螺也。以为鱼者，固妄而已；为蚌蛤者，皆未见而妄意之者。《易》者离为蠃为蚌，蚌蛤与螺绝不相类。凡蛤圆而浑，蚌蛤圆而扁。凡螺之壳，上巨而末锐，层累而旋之，以至于末，故螺之字从累；蚌蛤之壳，皆两扇以自开合，故蛤之字从合。凡螺之肉恒多坚，蚌蛤之肉恒多脆，土人之为酱也，多螺而少蚌蛤。鲗酱法不传，若鲒酱今犹汉矣。李氏谓：长寸余，大者二三寸。颜氏谓：长一寸，广二分。夫螺之圆浑犹卵也，量之以圆径则可，若长广无可度者。《南越》谓蟹为蛣取食，《述异》谓为蟹奴，是蟹之生蛎房中者，出取食饱而入，蛎亦饱，所谓蛎奴也。尤与鲒殊种，抑淮海之间，或固有所谓蟹奴者，而非鲒也。吾乡之鲒，吾取诸鲒埼，亲验其生死，有断不能与诸家之说合者，惟郭氏谓腹蟹，蟹虽不在腹中而在虾之下，似乎腹之，赋家状物，大略而已，固不必如记注家之确鉴也。然则景纯所赋，殆即此物，而又赏亲见之耶。《四明七观》曰：寸鲒腹蟹，亭以埼名。《鲒酱赋》曰：母以蚌而成筐，子以蟹而居里。又曰：行者求食，居者栖身。综观先贤之说，是皆博考群籍而未尝目验之也。又其自注云：陈藏器志寄居虫，一蟹一螺，乃蟹之附于螺者。说与段成式氏合，粤东人言，今万州有之。《海物异名记》所云蛎奴，则蟹之附于蛎者，予在海上亲见之。若《南越志》称蟹子合体共生，则大蟹之中包小蟹者，与北户录合，皆属鲒之别。《尔雅》异以蛎奴即为鲒，不知蚌

① 乡邦：家乡。

② 跪：足。

之与蛎别也，似尚未确云。据此知谢山但尝见蛎奴，而于鲒实未之见也。又其所云鲒之别种，去鲒固远，而不知其所赋之外蚌内蟹，亦与鲒全然不类也。至藏器云一蟹一螺似乎近之，然鲒首又作虾形，不但一蟹，且其首虾上蟹下，其身则螺，乃天然形状如此，与所谓寄居者迥别。徐氏以目见所述，自较众说为确，故不厌其繁，爰节录原文，以告有识之士研究也。

炳章按：海月、璅蛣虽非药物，乃食用之品，功为本草收载，故特考正之。

二十六、猪肤（即猪之革外肤皮也）

猪肤，王海藏以为鲜猪之皮，吴绶以为焊[①]猪时刮下黑肤。汪石山谓：考《礼运疏》云：革者，肤内厚皮也；肤者，革外薄皮也。则吴说为是。盖肤者，肤浅之义也。按《医宗金鉴》方解云：猪肤者，乃革外之肤皮也，其体轻味咸，因轻则能散，咸则入肾，故少阴咽痛，是以解热中寓散意也。诠释详明，可以括诸家之说矣，余意亦以《金鉴》之说为是。其修治之法，当以鲜雄猪背臀之皮，外则刮去黑毛肤屑，内再刮净皮肉脂肪，至于极薄，即是猪肤矣。前人本草，语多含混，殊失发明，附此辨正。

二十七、硇砂（淡硇，即古之藏硇）　咸硇（有白硇、猪肝硇二种）

硇砂有二种，一种番硇，出于西藏，有五色，以大红者为最上，质如石而无卤气。诸家本草则言能化人心为水者，正指藏硇也。又云真藏硇能化血为水，虽经煅炼，亦不可服。一种盐硇，出西戎，状如盐块，乃卤液所结，得湿即化为水。白者为白硇，紫红者为猪肝硇，形如牙硝光净者良。《本经逢原》云：外治恶肉，除疣赘，去鼻中息肉最捷。不可过用，用毕即以甘草汤洗之。如觉金银有伪，投于硇砂罐中悉能消去，况入人之腹中，

① 焊（xún 寻）：把已宰杀的猪或鸡等用热水烫后去掉毛。

腐烂脏腑更何能免乎？若误中其毒者，以生绿豆汁恣意饮之可解。畏酸浆水，忌羊肉。

二十八、卤碱（即石碱，俗作碱） 卤咸（即石咸）

《本经》卤碱即石碱也，以张氏《逢源》说为是。后人本草卤咸下有补列石咸，则误矣。时珍曰：石咸出山东济宁诸处，彼人采蓼蒿之属，开窨浸水，每百引入粉面二三斤，久则凝定如石，连汁货之四方，浣衣发面，他处以灶灰淋浓汁，亦能去垢发面。张路玉曰：水碱乃灶灰淋汤，冲银黝脚所造，性能发面，故面铺中无不用之。病人食之多发浮肿，故方后每忌湿面。观其善涤衣垢，克削可知。时珍以其状如石类碱，故得碱名。又曰：石碱所谓卤咸者，皆斥地之名，则为凝滓及卤水之说皆非矣，因卤咸与卤碱不同。时珍曰：山西诸州平野，及太谷榆次高元处，秋间皆生卤，望之若水，近之如积雪，土人刮而熬之，微有苍黄色，即卤盐也。《尔雅》所谓天生曰卤，人生曰盐者是矣。凡盐未经滴去苦水则不堪用，苦水即卤水也。卤水之底澄盐，凝结如石者，即卤碱也（此实卤咸也，亦即时珍之误）。丹溪所谓石碱，即前灰碱是也。《吴普本草》谓：卤咸，一名卤盐者，非卤地之盐也。不妨同名，以上二者，名意略同，物各有异，恐互相混淆，据实考正之。

二十九、《月令》冬至麋角解传讹　考正麈角解

《时宪书·月令七十二候》：十一月冬至节，第三候之麋角解，麋实为麈，惟麈角解误为麋角解，始于何代已不可考，清代乾隆朝始行改正。然除官颁时宪书[①]改正为麈角解外，其余民间历本积习相沿，仍多误为麋角

① 时宪书：即历书，又称时宪历。历代历书皆称为某某历，清时因避高宗弘历讳，改称“时宪书”。

解。兹节录乾隆御制文集“麈角解说”一文于下，其说曰：壬午为鹿角说，既辨明鹿与麋皆解角于夏不于冬，然《月令》既有其言，而未究其故，常耿耿[①]焉。昨适冬至，陡[②]忆南苑有所谓麈者，或解角于冬亦未可知，遣人视之，则正值其候，有已落地者，有尚在蚪骨或双或落其一者，持其已解者以归，乃爽然自失曰：天下之理不易穷，而天下之物不易格，有如是乎！使不悉麈之解角于冬，将谓《月令》遂误，而不知吾之误更有甚于《月令》者矣。然则《月令》遂不误乎？曰：《月令》之误在以麈为麋，而不在冬之有解角之兽也。盖鹿之于麋，北人能辨之，而南人则有所不能。麋之与麈亦如是而已耳。且《说文》训麈，有“麋属”之言，而《名苑》则又曰：鹿大者曰麈，群鹿随之，视尾所转而往。夫鹿也，麋也，麈也，迥然不同，亦不相共群而处，实今人所知者，而古人乃不悉孰为鹿，孰为麋，孰为麈，则《月令》不云夏至麋角解，冬至鹿角解，为幸矣。而又何怪乎其误麈为麋也耶？既释此疑，因为说以识之，《月令》古书不必考，《灵台》《时宪》则命正讹，以示信四海焉云。

炳章按：清代乾隆帝目验南苑麈角于冬至解角，而麋角不解，因敕改《时宪书》，麋角解之麋为麈，故严章福氏所著《说文校议议》中，谓今所谓麈即《说文》之麋，今所谓麋即《说文》之麈，称名互异，相沿已久云。又《竹叶亭杂说》[③]谓：麈即今之四不像，一名驼鹿为确。

按：麋，形似鹿而体庞大，高七尺余，全体暗赤褐色，眼小耳阔，牡体生有枝之角，其枝逐年增加，枝粗短，极坚强。

麈，头似鹿，尾似驴，背似骆驼，蹄似牛足，然皆似是而非，故名四不像。体毛淡褐色，背部稍浓，角表面有凹凸，干部分二叉，一向后一向

① 耿耿：心中挂怀，烦躁不安的样子。

② 陡：顿时，突然。

③《竹叶亭杂说》：当作“《竹叶亭杂记》”。《竹叶亭杂记》为清人姚元之所撰，历记朝廷掌故、礼仪制度、地方风情物产、石刻印章、古籍文物、人物轶事、读书杂考、花虫木石等。

外，向后者有并行之数，小丫直伸而出；向外者甚弯曲，至末端复分歧。及冬则其角解落，体长七尺余，高约四尺，足大蹄较小常缓行，然疾捷驰时尤捷于马。

曹廷杰曰：四不像，鄂伦春养之，性驯善走，按此兽清时南苑畜之，同治四年，法国教士达维氏见而异之，因绍介[①]于世界相见。炳章特将鹿、麋、麈三物各解角候及形态辨明传讹而改正之，其余详考见炳章所著《鹿茸通考》中，可以参考。

① 绍介：即介绍。

卷　下

鄞县　曹赤电炳章撰述

绍兴　钱伯华参订

第三章　仿造伪品之革除

病家之生机虽则操之于医师，而枢纽实系于治病之药物，如医虽处方无讹，而药则以伪乱真，或修治不精，亦失实效，岂可任其承讹袭谬而不纠正之乎？即如今之京胆星等成药，市上小药肆亦有采用，或来行销仿造伪品，大药肆虽多自制，然各成药修治各法多载古人方书，斑斑可考，非彼作伪者，有独得之秘，吾人皆可照方自制。其无重要作用者，可革除之。兹将其治疗上有重要作用者，分述基本产地、形态、修制、效用、主治、用量、辨伪，说明如下。

一、子红花（伪造禁用）　红花子（名天仙子）

【基本】红花乃草本植物球状花序之花瓣。

【产地】多产河南、浙江、四川、西藏及各处。

【形态】红花茎高尺余，叶似蓟，花亦似蓟。橙黄色花下多球多刺，花出球上。药农侵晨[①]带露采花，采已复出，尽乃已。球中结实白，颗粒

① 侵晨：黎明；早晨初现光亮。

如小豆，形似白丑，稍大名天仙子，即红花子，非今之红花。

【性味】性温，味苦辛，无毒。

【效能】通经活血，散肿止痛。多用破瘀血，少用养新血。

【主治】妇女经水不通，产后血晕口噤，腹内恶血不尽，绞痛，胎死腹中，并酒煮服。亦治蛊毒。

【用量】轻用五分，重用一钱至钱半。

【辨伪】红花载在本草者曰红蓝花，曰番红花，曰藏红花。所谓片红花者，是番红花鲜时捣熟，捏成薄饼，阴干，可染真红或作胭脂，以作染料之用。考今之子红花，并非红花之子，古人亦无此制法，乃后人以苏木研末，面糊捣烂，放粗筛上搓擦于筛下，逐成小豆形，再用洋红花研末，乘湿为衣，晒干，即名子红花。虽则苏木亦能活血破血，于效用尚无过碍，惟一入药罐即行腐散，再经煮沸，药汁如腐不堪下咽。余顾后人用红花者，片红花、藏红花、杜红花皆可取用，惟子红花以不用为是。

炳章按：红花子即天仙子，壳白而扁，三棱而尖，形似向日葵子而小，味淡气平，能行气开结，化毒凉血，能收散漫之毒。凡痘疮红晕散漫，血不归痘，久不化浆者，用此加入消毒调血药中，立能引血归痘，退红晕而化浆，此即红花自然所生之子也。近人以苏木研粉，用面糊打成作小豆粒状，名子红花，此乃伪品，有害于病，宜禁革不用。

附：红花品种真伪考

炳章按：红花于三四月间出新。河南省归德州出者名散红花，品尚佳；亳州出者亦名散红花，品略次；浙江鄞县、慈溪、余姚等县出者名杜红花，品亦佳，色皆红黄；出山东省者名大散花，次之；孟河出者品更次；河南省怀庆出者名怀红花，略次；湖南省出者品亦佳；产陕西省者名西红花，品较次；日本产者色淡黄味薄，名洋红花，品更次。又有片红花者，其色鲜红，别是一种红花，鲜时捣压成薄片晒干，从前大红染坊多作为染真红之用。

日本尚有河川出者名结子花，其色红紫者亦佳。又产晏州者名为大结子花，亦为染坊所用。结子花伪者，以苏木研末，掺以面粉捣透，做成粒子，不宜用以入药，不如用杜红花为妥。此外又有西藏红花一种，花丝甚长，色黄兼微红，性潮润，气微香，入口沁人心肺，效力至强，为红花中之极品，价亦最贵。此各种红花之类别高下，记之以作参考。

二、青黛（浮者即青黛，沉者即蓝淀，亦作青黛）

【基本】本品系一种蓝色粉末。

【制法】以靛青入染缸时，必加石灰少许，轻浮水面之靛沫（俗名靛青花），挹[①]起晒干，即上青黛。染后沉缸底者，内有石灰质，取出晒干，为次青黛。

【性味】性寒，质轻浮而松，色青，味咸平，无毒。

【效能】泻肝热，散郁火，去烦热，消食积，傅热疮，解虫毒。

【主治】凡小儿风热惊痫，疳毒、丹热、痈疮、蛇犬等毒，金疮出血，天行瘟疫，头痛热毒，发斑吐血等症，或作丸为衣，或为末干掺。

【用量】汤剂轻用三四分，重用一钱。丸剂不拘。

【辨伪】如上法晒收者，性轻质松者为青黛，若质量沉于缸底者为蓝淀，乃蓝与石灰作成，其气味与蓝稍有不同，而其止血拔毒杀虫之功似胜青黛，又能治噎膈之疾，亦取其化虫之力也。近今药肆统名青黛，故用于疮上，必致燥裂作痛。又以近时本靛不种，染坊多用靛油，已无土靛供应，若以在靛油染缸所搅取之青黛，亦不合用，因靛油中多属碱硝消克之品，

① 挹（yì忆）：舀，把液体盛出来。

不宜用以入药，杇人[①]之意，不用为是。

三、血竭（紫黑坚重者伪品，禁用）

【基本】本品为木本植物之脂液凝结而成块状红紫色物质。

【产地】产于东印度者佳，南番诸国亦有出产，中国广东亦产，品质较次。

【采制】血竭采取有收自实者，法取瓷盆，注水一半，盆中盖以铁丝网，置实于上，热以水蒸气，则血红色之树脂自然续续流出成小圆块，即以该树之叶包裹，候其自干。一法取子实捣烂，入布袋榨之，脂亦流出成小圆块。一法投实水中煮之，俟树脂溶出，放冷成块。或于夏日采收自然沥出树脂，或得自树干者，亦皆用叶包裹。

【形态】血竭为麒麟竭树之脂，树有数种，有蔓茎、灌木、乔木等别，多生于东印度等处，产因地异，本各不同。印度产者，干粗二寸许，缠络他树，羽状复叶，小叶作披针形，周缘有硬毛，花为黄白色之冠状，实圆如球，质甚坚硬，外具黄褐色之鳞片，其下渗出血红色之树脂，即血竭也。为和气血、敛疮疡之圣药，惟其单入血分，与乳香、没药兼能入气分者不同。但近今药肆多以海母血伪充，味大咸而气极腥，大非所宜也。用者当选其能染透指甲者为真品，或用火烧之，涌出赤汁及久不变色者亦为真品。

【性味】甘咸平，无毒。

【效能】和血气，敛疮疡，散瘀定痛止血。

【主治】心腹卒痛，金疮血出。止痛生肉，去五脏邪气，破积血。

【用量】五分至一钱半。

【辨伪】炳章按：苏恭谓，骐骥竭树名渴留，紫铆树名渴禀，二物大同小异。马志曰：二物同条，功效亦别，紫铆色赤而黑，其叶大如盘，铆

① 杇人：年迈衰老之人。多作谦词。

从叶上出（炳章按：紫铆俗名紫草茸，乃树间昆虫所造成，故《纲目》列入虫部）；骐驎竭色黄而赤，从木中流出如松脂。又曰：今南番诸国及广州皆出，木高数丈，婆娑可爱，叶似樱桃而有三角，其树脂自木间流出滴下，状似胶饴，久而凝坚，乃成血竭。色作赤色，采收无时，旧说与紫铆相类，实别为一物，效用亦殊。《一统志》则云：血竭树略似没药树，其肌赤色，采法于树下掘坎，斧砍其树，脂流于坎，旬日取之。多出大食国（即印度）。考诸家辨正血竭，确别有一物，惟《南越志》言是紫铆之脂，迨为传讹之辞。总之血竭色要鲜红有光，质体要松，试之以透染指甲者为真。以火烧之，有赤汁涌出，入纸而无迹晕，久而其灰不变本色者，即属骐驎竭，最佳。又色紫黑质坚，外用竹箬包裹者，为鞭竭，品略次；若大块色呈紫红，质坚硬且重，嗅有松香臭者，皆伪造品，盖多取松香、矾红研细，拌和炒烊，做成小块，伪充血竭，不合药用，应即革除禁止。按血竭为伤外科繁要[①]之药，必采上品，毋为所误。

四、白蒺藜（即今刺蒺藜；另有沙、潼蒺藜）

【基本】本品为刺蒺藜之色白去刺者。

【产地】所在有之，秦州、同州产者最佳。

【形态】《广群芳谱》曰：刺蒺藜多生道旁及墙头之处，叶四布，作细蔓，茎淡红色，旁出细茎，一茎五七叶排两旁，如初生小皂荚，叶蔓圆整可爱，秋时开黄色小花，花后结实。每一朵蒺藜五六枚，团砌如扣，每一蒺藜子状如赤梗菜子形，有三角四刺，子实有仁，白蒺藜花后结荚长寸许，子大如脂麻，状似羊肾而带绿色。

【性味】味苦甘，温，无毒。

【效能】破血，破积聚，消风下气，健筋益精，坚固牙齿，久服长肌

① 繁要：繁复而重要。

肉，能明目。

【用量】轻用钱半，重用三钱。

【辨伪】《本草经解要》云：白蒺藜亦即《纲目》所云刺蒺藜也。按沙蒺藜生同州沙苑，子光细微绿，补肾治腰痛，今人称沙蒺藜者是也。其关中产，但称沙苑蒺藜，出陕西同州沙苑牧马之地，细叶绿蔓绵布沙上，七月开黄色紫花，如豌豆花而小，九月结荚，长寸许，形扁，缝在腹背，与他荚异。中有子似麻大，形似羊肾，色微黑，此即今之沙蒺藜也。产潼关者，形亦似羊肾，较沙苑蒺藜略大，褐绿色，气腥味甘微咸，温，无毒，以其得漠北之气，故性降而补，能益肾，治腰痛，虚损劳乏。聚精丸中用此佐鳔胶，最能固精补肾。又有一种土蒺藜，系山东各地野产，开红花，咬之生腥气，粒略小，但缺处有尖钩为异，亦有以伪充潼蒺藜者，不堪入药，亦不可不知也。此即红花草子也。

又按：沙蒺藜七月出新，陕西潼关外出者名潼蒺藜，色红带黑，饱绽，性糯味厚气香，以滚水泡之，有芳香气者为最佳。又有产于亳州者白亳蒺藜，细而且瘦，性硬，滚水泡之无芳香者为次；尚有山东产者为东蒺藜，色黄粒扁粗大，性更硬，品最次。又有扬州出者为荷花郎，郎之子遍地皆有，土名草蒺藜，即南方红花草子之子，不入药用。

五、南烛草木（即乌饭草） 南天竹（即杨桐，庭除[1]植物）

【基本】本品为草本而兼木本植物，故名南烛草木，即今所称南天烛者是也。

【产地】江南处处有之。

【形态】多年生灌木，茎干微紫，丛生而直，高四五尺至丈余，叶为多数披针形，小叶而成，经冬不凋，初夏开白色五瓣花，花后结子，初时

① 庭除：庭前阶下，庭院。

色绿，至冬则赤。

【性味】味酸涩，无毒。

【效能】止泄除睡，强筋益气，明目乌发，解肌热，清肝火，活血散滞。

【用量】一钱至三钱。

【辨伪】沈括《笔谈》云：南烛草木，本草及传记所说多端，今少有识者。为其作青精饭黑，乃北人多误以乌桕为之，实非也。此乃木类，又似草类，故名南烛草木，今人简称南天烛是也。一茎，茎如蒴藋，高三四尺，庐山并有盈丈者。叶微似楝而小，至秋则实如丹，南方至多。陈藏器云：南烛生高山（此说不确），经冬不凋。苏颂曰：此木至难长，初生三四年，状若菘菜之属，亦颇似栀子，二三十年乃成大株，故曰木而似草也。子如茱萸，九月成熟，酸美可食。叶不相对，似茗而圆厚，味少酢，冬夏常青。枝茎数紫，大者亦高四五丈而甚肥脆，易摧折也。李时珍曰：吴楚山中甚多，叶似山矾，光滑而味酸涩，七月开小白花，结实如朴树，子成簇，生青，九月熟则紫色，内有细子，其味甘酸，小儿食之。

又按：《古今诗话》云：即杨桐也。（按：此是南烛草木而非杨桐）叶似冬青而小，临水生者尤茂，寒食采其叶，渍水染饭，色青而光，能资阳气，故叶名青精，又名墨饭草。王圣俞云：乌饭草乃南烛，今山人挑入市，卖与人家染乌饭者是也。南天竹乃杨桐，今人植之庭除，可避火灾。结红子以为玩者，非南竹也。古方用乌饭草，与南烛，乃山中另有一种，不能与南天竹牵混。周颂曰：株高三五丈，叶类苦楝而小，凌冬不凋，冬生仁子作穗，人家多植庭除间，俗谓之南天竹。此二者说理甚确。至于效用，亦多分别，按南烛味酸涩止泄除睡，强筋益气。《拾遗》补则谓明目乌发，解肌热，清肝火，活血。

又按：南天竹治瘰疬，洗眼去风火肿痛、眵泪，小儿疳病；南天竹子治三阴疟疾，解砒毒。二者种类固异，效用亦殊，不可不明辨之，庶不误人。

六、阿魏（伪者胡蒜白造，伪造禁用）

【基本】本品为木本植物之脂液，采取凝结成不规则之黯黄色色块以供药用。

【产地】陈仁山《药物生产辨》云：阿魏产南洋孟米咖喇吉打运来，无砂净白者，名肉魏。一产印度之阿佛干，取该树蕊汁制成，有红白彩色者，名为彩魏，味苦而辛臭，味颇烈。《和汉药考》曰：产于波斯、阿富汗、尼斯丹及其邻邦，大部自孟买运出。

【形态】阿魏为多年生草本，在初生数年内，只生一种基立叶，至抽茎结实，则枯萎而死。其基立叶直立地上，长二三尺，带青绿色，而有灰色之短毛，为五重翼状。其小茎作披针形，数年后茎始生，作圆筒形，色绿，不分歧，茎叶膨起于叶柄之下部，其状如靴，顶叶变为苞叶，腋间伸出花梗二三十枝，各于梗之顶端开五瓣之小黄花，相缀而为复伞形花序。果实为扁平裂果，色稍黄褐，作卵圆或长卵圆形，背有茸毛，根肥大作圆锥状，外色灰褐或带紫色，内色白，中含乳汁，此乳汁有不快之臭气，根上如有损坏，浆汁自然渗出，凝结而黏附于外。

【种类】阿魏之基本植物既多，收采之法亦异，不但形各殊，且混有夹杂物甚多，故品类亦颇参差不一。其纯粹品种出产极少，最佳之品无运销他国者，其自孟买出口之阿魏，多属波斯南部之产，市上品种分为三种：

一、颗粒状阿魏。为大小不等之圆形颗粒，比重约1∶3，有脂肪之光泽。其新鲜者色类白而柔软，可搓可捏，经日则变红紫褐等色，质坚而硬，然搓以手掌，仍柔软如前，破碎面色白，触空气则微红，终变为与外相同之褐色。阿魏中，此其最佳也。

二、块状阿魏，又称无形阿魏。形状为不整齐之块片，其间稍稍粘连，色暗褐，有黏着性，中间有稍淡明之颗粒状。阿魏颗粒多者价贵，少者价廉，每杂有根株之截片、茸毛等，市上以此品为最多。

三、含砂阿魏。亦无形之坚块，色暗褐，碎面有结晶光泽，中间常杂石膏、砂石，品为最劣。

【采制】阿魏乃树根汁液制成。该树原产波斯等处，今广州亦有产之。树最高约丈许，树径约寸半，树下之根径约三寸，其根发出大叶，每叶长约二尺。树经四年方能割取根液，制成是物。形色或黄或红或白。

或于根之周围挖孔，摊物其下，俟渗出浆汁，下垂物上，凝结而采取之。该处土人多伺叶枯萎时断其茎，挖去根株周围之土，而即取其叶或茎覆其上，以御风雨，如是月余，去其覆，断其根之上端，立有浆汁渗出，又覆之，再二日，浆尽凝结收采之，即阿魏也。如是又覆之，约二三日，二次汁出且凝再收采之，此为稀薄之汁，品质不佳，必和以石膏、淀粉及壳类粉末，然后入市发售，此为第三次收采。间隔八日至十日，仍如前法每二日收采一次，可连续收取两个月至三个月之久，此乃稠厚之汁，为最上品。

【性味】辛平，无毒。

【效能】消肉积，杀虫散痞，辟秽下恶气，除邪鬼蛊毒。

【辨伪】《本草纲目》曰：黄金无假，阿魏无真。皆言其得之难也。近今市肆用色黄溏者，曰溏魏，为佳。黑色者名砂魏，为次品。按阿魏有三种试法：（一）以半钱阿魏置于铜器中一宿，阿魏沾处如银者真；（二）以一钱阿魏入五斗草自然汁中一宿，至明日如鲜红者真；（三）以一钱阿魏安柚树上，立干者亦佳。

《远西医方名物考》曰：阿魏产于波斯等热带国家，乃草根之脂液曝干结成大小之碎块，上者为颗粒色黄，或红而带赭，透明有光泽，或杂以淡紫之斑，干亦黏润，嚼之则黏齿，握之软如蜡，必经岁始稍硬，带赭黑色臭气如蒜，甚窜透，触之令人呕哕，投于火，臭益烈，此为最上品，密藏之，虽经数年，臭气不减，效力亦不弱，味苦辛刺舌。下品暗褐色，中杂污秽物，或软如脂膏，或枯燥而不黏润，臭气较微者，便不堪入药。劣品有以白色之华尔司类加大蒜汁捣，干搀下品之阿魏，以作伪者，其质必松脆易碎，且光滑，浸以烧酒，必尽溶化，可立辨也。

许辛木云：阿魏最难得真，诸书皆言极臭，恐防作吐。盖肆中皆以胡蒜白伪造也。余有友人贻[①]塔尔巴哈台[②]阿魏精，其色黑中有黄，并不甚臭，舐之气味极清，不作恶心，乃知真品云。

七、人中黄（黄黑色坚重者伪品，禁用）

【基本】本品系甘草末纳入竹筒，浸粪缸内数月，取漂，阴干，成黯黄色圆长段形粉块。

【制造】截大淡竹一段，刮去青皮，留底二节，上节开窍，以甘草末纳入竹筒内，以木塞上窍，再以松香用火烊闭塞口，须不损漏。冬月插浸粪缸中，至立春日取出，在清水中漂浸数日，以出臭气，悬挂风处阴干，剖竹取出待用，即人中黄也。

【性味】性寒气平，味甘苦微咸，无毒。

【效能】凉血热，清痰火，泻五脏热，解一切毒。

【主治】瘟疫湿热温毒，大热大渴，烦躁，狂乱奔走，状如癫痫，言语不实，烂喉丹痧，热毒恶疮，蕈毒箭毒，及初生小儿胎毒内盛，既能化毒，又稀痘疹，此为最验。

---

① 贻：赠给。

② 塔尔巴哈台：清代新疆的一个政区，即塔尔巴哈台参赞大臣辖区。其管辖的绥靖城又称塔尔巴哈台城，简称塔城，即今新疆塔城市。

【用量】轻用一钱，重用二三钱。

【辨伪】真者如上制法，伪者以甘草研末，面糊捣透搓成圆长形，晒干待用，故质重坚实。效能除甘草本能外，无其他作用，伪品不入药用，宜革不用。

《药学大辞典》谓：用黄芩末、绿豆粉，加少许甘草，捣香胶而成，实伪品中更劣也，不入药用，应禁革之。

八、秋石（盐秋石，古名阳炼，淡者无真，皆系伪造，禁用）

【基本】本品系取人溺，以秋露搅澄晒干，成为卤石质。

【制法】秋时取童便，每缸入石膏末七钱，桑条搅之澄定，倾去清液，如此二三次，乃入秋露水一桶，再用桑条搅之澄定，如是反覆数次，则秽净咸减。以重纸铺筛晒干，刮去在下重浊，取其轻清者，即为秋石（即盐秋石）。再研入罐（阳城罐），铁盏盖定，盐泥封固，升炼三炷香，其升起盖上者，名秋冰，味淡而香，乃秋石之精英，即所谓淡秋石也。此外又有阳炼法、阴炼法，附录于后。

阳炼法：童便不拘多少，入铜锅内熬干，则硬如坚铁，锅内亦放火烧去臭气，乘热取出，打碎为末，再入锅内，清水煮化，后用棉纸七重滤过，复入锅内熬干，如此淋熬三次，色白如雪。乃入砂罐内盐泥固济，火煅一日夜，只取飞上铁灯盏者为末，枣肉丸如绿豆大，每服五丸至十丸，空心酒下。久服壮阳起痿，脐下如火，诸般冷疾，久年虚损，劳惫甚者，服之皆验。

阴炼法：童便不拘多少，入浓皂角汁少许，以杀其秽。用井水一半相和，旋搅百匝，令澄去清水，只留浊脚，再换新水，如此澄搅数次，以色白无臭气为度。晒干，枣肉为丸，每服十丸，空心酒下。或以人乳汁和晒更妙。此法去咸味，不伤肺，大能滋阴降火。参《苏沈良方》法。

【性味】味咸气温，无毒。

【效能】滋阴润脏，退蒸软坚，治痨止嗽，通热利便，涩精固气，滋肾水，养丹田。

【主治】色欲过度，羸弱久嗽，眼昏头晕，腹胀喘满，腰膝酸痛，遗精白浊。返本还元，归根复命，洞入骨髓，无所不治。

【用量】轻用五分，重用一钱半。

【辨伪】现行之淡秋石，色白形圆如丸，每重三四分，外印淡秋石之红字。考其原料，以煅石膏研粉，水和为圆丸，实非秋石制淡，不如竟用盐秋石，否则有名无实，害人不浅。

【备考】张石顽云：秋石一物，得真阴真阳之精华，为治劳滋肾之要品，炼之得法，足以长生。《苏沈良方》曾详载之，若制不得宜，反足贻害。某年余曾用秋石一味，于某病家时，适有药肆伙在侧，谓余曰：今药肆所备之秋石，类皆咸味，其质不净，医者不知耳。且有用至三四钱者，不知咸能走血，反生燥渴。愿海内药肆慎勿以伪乱真，并愿海内医家慎勿妄用秋石，甚愿海内慈善家仿《苏沈良方》制法制备，便人购用，亦一道德事也。

九、胆星（黄褐色真，黑者伪品禁用）

【基本】本品系天南星末，用黄牛胆汁拌透，阴干，经九次复制而成黯黄色块形。

【制法】用南星一斤，漂五日，晒干研末，盛于瓷盆内，冬月取无病黄牛胆，大者五只，倾出胆汁于盆内，同南星末和匀，复装入胆皮之内，悬于有风无日之处阴干之，再将胆剖开，取出南星，再研细，仍用牛胆汁和匀，装入胆内，仍悬有风无日处阴干，如此拌装胆汁几次，研末，以第九次胆汁拌捣后即成胆形曲块，愈陈愈佳。如牛胆难觅，可减少份重，能照法制三四次亦效。

【性味】性凉润，味极苦，色暗黄，气微腥，无毒。

【效能】清热化痰，镇惊息风，行气滞，杀诸虫。

【主治】中风中痰，五痫痰厥，身强肢抽，喉痹痰包，耳项痰毒结核，头晕目眩，小儿急惊，壮热，实痰壅闭上焦，目瞪口噤，风喘烦躁，胸腹胀满，筋脉拘挛，一切痰因火动之病以此降之，皆平时临床历经试验，屡有功效者。

【用量】轻用三四分，重用一钱，极重一钱五分。

【辨伪】《幼幼集成》云：南星能装制九胆者，诚为至宝，任彼真正牛黄，莫能及此。若市肆胆星，一胆而已，切不可用，云云。近时更有一种最通行者，黑色如膏，味甜兼苦，名京胆星，乃以元参研末，炼蜜捣匀，装入鸡食肚内阴干，伪充胆星，若因惊风实热痰闭诸证用之，反被其壅闭致死。盖元参、蜜糖，性均滋腻，最为壅气滞痰之品，一经入喉，连痰挟药逗遛喉管，必致阻塞气管，为害不浅，医者病者，应宜审之慎之，不可误服。

炳章按：造胆星之法，于冬月用黄牛胆汁拌漂天南星细末，如稀糊状，乃装入胆皮内，悬于有风无日处阴干，并将皮剥去捣末，再用新鲜黄牛胆汁，如上述制法，曾手制至第三次，其色尚犹黄白，至九次后，才成褐色。此为著者经历制备所得情况，所用牛胆在沪购买，逐日拌晒，得成九制胆星珍品，效用甚捷。伪品色黑，味甜兼苦者。京胆星杀人，宜革除禁用。

十、阿胶　驴皮胶（伪造者名小青胶，禁用）

【基本】本品系全黑驴皮，去毛肉漂净，用阿井水煎者为阿胶，以黑驴皮用本地水煎者为驴皮胶。

【制法】炳章按：阿胶本出山东阿县，以纯黑驴皮用阿井水煎之，故名阿胶。考阿井在东阿县城西，《县志》云：曾有猛虎居西山，爪刨地得泉，饮之久化为人，后遂将此泉为井。然此水实为济水之源，其色绿，其性趋下。东阿城内又有狼溪河，其水为漯水之源，乃洪范九泉之水所汇归，其性甘温，故合此二水制胶为最善。相传每年春季，选择纯黑无病健驴，饲以狮耳山之草，饮以狼溪河之水，至冬宰杀取皮，浸狼溪河内四五日，刮毛涤垢后，再浸漂数日，取阿井水，用桑柴火熬煮三昼夜，去滓滤清，再用银锅金铲，加参、芪、归、芎、桔、桂、甘草等药汁，再熬至成胶。其色光洁，味甘咸，气清香，此即真阿胶之制法也。

【**性味**】性平味甘，气清香，烊汤汁清白不稠黏，驴皮胶性亦平，汁液稠黏，气味重浊。方用必须蛤粉炒松。

【**效能**】滋阴润燥，清肺化痰，止血安胎，以阿胶为胜；补血养肝，添精益髓，固肾健筋，此以驴皮胶为能。按:《本经》云：阿胶性甘温，清肺养肝，滋肾益气，补阴祛风，化痰润燥止喘，善治虚劳咳嗽，肺痈吐脓，吐血衄血，肠风下痢，崩带胎动，经水不调，及肺毒痈疽，一切风证，服之无不效验。

【**主治**】凡虚劳咳嗽，肺中瘀积，肺痿唾脓，喉痒痰嗽，吐血咯血，血虚生风，便血溺血，便燥赤痢，女子下血，安胎，崩漏带下，劳极洒洒如疟状，腰脊四肢酸痛，皆有特效。虽胃气虚弱，不炒亦可用之。此述阿胶。

丈夫内伤腰痛，虚劳羸瘦，阴气不足，脚酸不能久立，妇人血枯，经水不调无子，胎前产后血衰精亏诸疾，男女一切血燥风病均可通用。如胃气不健者，必须蛤粉炒用。此述驴皮胶。

【**用量**】轻用一钱，重用钱半至二钱。

【**辨伪**】近有一种名小青胶，以破碎陈旧牛皮及破旧鞋皮煎熬成胶块，色亦如阿胶，名曰小青胶。味利之徒以此炒成珠，曰阿胶珠，此等赝品服之非但无效，甚至反而发疮生毒。因杂皮多器用之皮，含有毒汁，故其为害甚烈，禁止发售，以重人命。阿胶真伪鉴别之法：一、真阿胶烊化之后，气清香，有麻油气，汁色黄白，稠而不黏腻，味甘微咸。其原块在十年以内者，色呈苍翠，质尚坚硬，至六十年以上者，色转黄而质松脆，效用更佳。若肺劳服之殊有奇功。二、若本煎驴皮胶，烊化气微腥（陈胶无腥气），汁呈黑褐色甚黏腻，味亦微咸兼甘，用作补血药亦佳，以治肺病血病，则能凝胃，反不佳也。三、清胶烊化纯属臭秽腥浊之气，令人作呕，服之损人。山乡小药肆往往以小青胶切小块，蛤粉炒透以代阿胶，质固无益有损，臭味特殊，甚且有毒，服之多发疮疡云。

炳章按：辨验之法，凡用鲜驴皮煎者，胶自坚莹；用干驴皮煎者，胶必浊暗而不光亮；牛皮煎者，黄色透明如琥珀，故曰黄明胶。据著者试验，以真阿胶少许化烊，其汁黄黑色不甚黏，有麻油香气，味兼咸者为真。若烊化汁黑而黏，气腥味淡，非阿井水煎，或本地驴皮胶及他杂皮煎者，非阿胶也。世人有欲黑如漆、明如镜之说，亦非真诠。作伪者多取杂器之旧牛皮等，所煎则黑而焦脆，用油磨擦光亮以惑人，非真品也。有一种俗名小青胶，有毒，不可入药用，亟当禁除，因害人重大，故前后反复辨之，还希阅者宥[①]之。

十一、百药煎

【基本】本品系五倍子、甘草、桔梗、芽茶、酵糟作饼酿造而成，色暗黄，印作方块曲形。

【制法】五倍子一斤，桔梗、生甘草、上芽茶各一两，共研末，入酵糟二两拌和，糟罨起发如面即成。此为《本草求真》与《本经逢原》订定之方。

---

① 宥（yòu 又）：宽容，饶恕，原谅。

【**性味**】味酸涩微甘，气平无毒，性主收敛，收中有发，缓中有收。

【**效能**】化痰除嗽，止渴生津，收顽痰，解热毒，收湿消酒，止下血久痢，涩肠固脱。

【**主治**】上焦痰逆喘咳，小儿日久顿呛，及火浮肺中，黄昏咳嗽，此为专治之药。牙齿宣䘌，面鼻疳蚀，口舌糜烂，喉痹肿痛，下焦肠风下血，久泻久痢等症，此品为末，可掺风湿诸疮，能干水收口，及收脱肛、子肠下坠诸证。

汪颖曰：凡治心肺咳嗽，痰饮热渴诸病，含化咽下更为合宜。

【**禁忌**】初感风寒暴嗽，及肺有实火并痰饮内聚之证。以其性敛，皆应慎用。

【**用量**】轻量五分，重量一钱，极量二钱。

【**辨伪**】近今通行者，多从苏省运来，是一种药渣头做成，价极贱，嗅之纯是龌龊霉菌气，最为害人，应革除，以重人命。

【**备考**】此方系遵《本经逢原》《本草求真》二书所改定者配合。与《医学入门》方略有不同，兹将其方附录于后，以备参考。《医学入门》云：百药煎味酸无毒，润肺治嗽，化痰止渴，疗肠风下血，为末掺诸疮，能干水收口云。制造法用五倍子十斤，乌梅、白矾各一斤，酒曲四两，上将水红蓼三斤，煎水去滓，入乌梅煎，不可多水，要得其水，却入五倍粗末，并矾曲和匀，如作酒曲样，入磁器内，遮不见风，候生白取出，晒干取用。

炳章按：红蓼三斤，性热有毒，且太猛烈，故不取用。

十二、新绛（洋红染者有毒，不入药用）

【**基本**】本品系蚕丝纺成线，以茜草汁染红，属红色线类。

【**制法**】古之新绛，以蚕丝纺织成线，取鲜茜草根捣碎，煎取赤黄色染料，此色素日本名阿里查宁。以此汁染之，即是新绛。在清同治年间，是法尚有人能染，今已失传。近之新绛，乃以片红花煎成黄色汁，加入酸类之汁，则变为红色，即以此汁染之。考片红花即番红花（日本名洎夫蓝），此花有黄色染料，其花盘蓝色，而花须红黄色，采其花须（即番红花）捣出汁，压成薄饼形晒干。片红花气微香，淡于水，或于醇酒内消化，能变成黄料，染于丝线，即今新绛。近人有谓猩猩血染者，皆不深考，实无据妄谈也。

【性味】性寒，味平微苦而酸，无毒。

【效能】行经脉，通络瘀，敛血海，止崩漏，降泄血瘀下行。

【主治】六极损寒停瘀，吐血衄血，崩带，产后血晕，及淋沥月经不止，经闭之风痹、黄疸、肝着，除男子消渴，皆有特效。

【用量】轻用五分至一钱，重用钱半至二钱。

【辨伪】考新绛，诸家本草皆无专条收载，惟陶弘景云：染绛即茜草也。《长沙药解》虽略述效用，而未详造法，以致后人无从依据。古人传说以猩猩血染蚕丝线，故名猩绛，然亦未见本草明文。《医学入门》云：茜草色鲜红，可以染绛。唐容川云：新绛乃茜草所染。按唐宋时用茜根煎汁染之，至清代多以川产片红花煎汁，其色本黄，而以乌梅汁加入，经宿后，因受酸性，遂变为红绛色，阐解效用，具有活血化瘀通络作用。叶氏辛润通络法，从《金匮》旋覆花汤增益之；王氏则云，利湿，乃利血络中瘀热之湿，非夏秋时湿热病可用，误用之反引湿热入于血分，此是血分之药，湿热乃气分之病，不可不辨也。惟通经活络之效能亦与茜草符合，尚可通用。凡伪者，皆为洋红染成。以滚水泡之，水即红者，洋红所染也，有毒不可入药用；水不红者，真红花染也，可入药用。

十三、大枫油（白厚如脂膏者伪，禁用）

【基本】本品系大枫子去壳，取内中白肉，榨取成油，含有多量之游离酸性。

【制法】大枫子敲去外面黑色硬壳，将色白多脂之仁（黄油霉黑者不用），以榨油机榨之，即大枫油也。

【性味】性热，味辛，有毒。

【效能】杀虫劫毒，燥痰伤血。

【主治】大风诸癞癣疥，风刺赤鼻，手背绉裂，杨梅恶疮。李时珍曰：大枫油治疮有杀虫劫毒之功。不入煎剂，若入丸剂，亦不可多服。用诸外涂，厥功甚伟。《和汉药论》曰：大枫子油虽不能视为癞病特效药，但屡能使病势减轻，为不可掩之事实。

【用量】不入煎剂，制丸随方多寡，外涂酌用。

【辨伪】真者为大枫肉榨取，故油稠薄而色暗黑；伪者以白柏油烊匀，故色白，结脂甚厚，此为伪品，应禁用。

十四、方铜绿（方块者是伪品，禁用）

【基本】本品系铜之精华液气结于铜面，刷下之绿色粉末，属矿石质。

【制法】分为二法：一法以酽醋涂旧铜上则生铜绿，收取研末，水飞去石澄清，慢火熬干细研，此为真铜绿，最佳。一法以旧碎铜同真米醋拌匀，蒸罨至铜腐烂晒干，名曰搪青，俗名芜湖青，此为略次。凡糖色店煮青梅、烛店造绿烛，从前皆须用此，以作绿色。

【性味】味酸，气平，有微毒。

【效能】明目止血，去肤赤，消瘜肉，吐风痰，杀疳虫。

【主治】风眼沿烂泪出，面黡黑痣，头上生虱，口鼻疳疮，赤发秃落，走马牙疳，肠风痔漏，顽癣臁疮，诸蛇螫毒，百虫入耳，妇人血气心痛，及瘫痪风痰，卒中不语。糯米糊丸，酒研服，能吐毒涎，泻恶物。

【用量】不入煎剂，故无用率[1]。

【辨伪】近今市肆方块铜绿，色白微有绿色，乃广粉（俗名燥粉）合板青少许，以米醋拌捣成饼，切作方块，置咸湿地上蒸罨发绿，晒干，纯系伪造，慎弗误用，亟应禁革。

十五、范志曲（本制者名建神曲，又名百草曲，尚可通用。装花纸盒者伪造，禁用）

炳章按： 范志曲者，乃福建省泉州县城西东塔前范志斋药铺蔡协德先生发明，采集药草研末造曲，气味清香，销行各省，后则同城学院前吴亦飞亦造万应神曲，其价每斤皆售纹银一两六钱（每两七角）。此二家价虽高昂，物则道地，今则方已流传，各处药肆纷纷自制小块，名曰百草曲，或曰建神曲。照方修合者，功效与泉州相等，自可取用。惟近有无耻败类，只求私利，不顾人命，纯以杂药渣末磨粉造曲，块各一两，每盒二块，一斤八盒，装潢华丽，售价极廉，盒内冒用范志仿单，形式与真无异，内容不但毫无香气，纯是霉蒸恶浊之气，此等伪物，遍销邻村僻地小肆，若误服之，轻则致重，重者致死，杀人无穷，应完全禁革。

十六、各种蜡丸、痧药、衍泽膏、眼药、至宝丹、清心丸、苏合丸、抱龙丸、女科乌金丸等，各伪造品

炳章按： 近今通行最害人者，药物之中莫如各种蜡丸、成药丸散，医者对病家用此药品，病态已处万分危急之际，与服此等丸药，不啻夺命金丹，必须药良则生，药伪必死矣。如至宝丹、清心丸、抱龙丸、回春丹、苏合丸、女科乌金丸等，伪品皆每盒十颗，上印务本堂制，或真从广东运来，或本地自造，冒印务本堂牌号，不论何种药丸，每盒只售银币二角

① 率：规格，标准。

（上述价目系民二三年间）。试问药品纸盒、仿单、人工等等，每粒只值二分，其中药品为犀黄、犀角、珍珠、麝香、冰片，均属贵重之品，区区二角代价，能购如许之多乎？其中能有如许贵重之药乎？考其实际，纯是药箩渣末所合（是时药渣每斤不过分余），成本主要全在纸盒、蜡壳、装潢，获利之钜[①]，莫之与京[②]，害人之深，莫此为甚。而此种伪药，其销数反较真品为多，此等伪药，多为山乡偏壤小店，言之心悸，若城市大店，或多自制，或从大药肆批售，货高价贵，当然道地可靠。痧药价亦极贱，其无珍贵之药可想而知，惟广东腊丸、钱树田氏之回春丹尚称道地，故价亦不廉，惜乎近今假冒钱氏者亦甚多，难以识别。此种伪药，半由人心不古[③]，道德沦亡，只求个人获利，不计别人生死，无异谋财害命；半由从前政府对于民瘼[④]漠不关心，视若无睹，任其自生自灭，吁可悲矣！著者习知其弊，不甘缄默而特表而出之，实以关系民族存亡，非敢破坏药商，揭穿黑幕也。

第四章　埋没良材之推行

凡药品为古代本草所未采而为近代本草所新增，有药经发明获有成效而药肆尚无制备者，有药已流行而医师未明新药性味效用，又无确切文献记载，药肆虽备，未敢贸然取用者，亦比比皆是。在医药联系上，无论直接间接，均为人类损失，著者有见于斯，爰本五十余年习医辨药经历所得，于治疗上实有特效之新药，如神黄豆、西藏红花、琐琐葡萄等十二品，将产地、形态、性味、效能、用量、发明各法阐解如下，并望医药两界同仁实地试验，提倡推行，有以匡正。

① 钜：同“巨”，大。

② 莫之与京：谓大得无法相比。

③ 人心不古：指今人的心地失淳朴而流于诈伪，慨叹社会风气变坏。

④ 瘼（mò 末）：病，疾苦。

一、神黄豆

【基本】本品为草本植物豆荚类之实。

【产地】《秋雨庵随笔》云：产滇之南徼西彝中，形似槐角，子如常豆稍巨。《百草镜》云：产云南普洱府者，形如槐角，子比蚕豆略大；产四川者，荚如连翘略短，内有豆微红色。二者因地土各别，故形态亦异。

【形态】神黄豆荚如槐角而作长筒形，长约三四寸，摇之有声，中如竹节，片片相叠，剖开状如白色围棋子，内有豆粒，色黄光亮，较蚕豆略大，似五倍而中有细线纹，扁形极坚实。产四川者，荚如连翘略短，内中豆粒呈微红色。

【性味】味甘微苦，性平，无毒。

【效能】稀痘解痘毒。《珍异药品》云：痘在将发未发之际，用神黄豆微炒，研成细末，二钱，开水调服。《两般秋雨庵随笔》云：神黄豆用筒瓦火焙，去黑壳，研细末，白汤下之，治小儿痘毒。服法：以每月初二日、十六日为期，米汤服，半岁每服半粒，一岁每服一粒，一岁半每服一粒半，递至三岁服三粒，则终身不出痘矣。或曰按二十四气服之，以二十四粒为度。或云择水毕闭日服之。《宝笈方》云：痘将出时，用神黄豆按一岁一粒，剥去外壳并内皮，将瓦焙熟一半留生一半，芫荽汤调服。毒重者稀，毒轻者更稀，十余岁者亦不过七粒，倘未曾出痘者，亦如法以水调服之，竟不出痘，宜三月三、五月五、七月七、九月九日等日。凡神黄豆治痘疹未发将发时，连壳焙燥，研细末，开水服下无不效，少者无，多者减。又治疮毒及血瘀，服之亦愈。张琰《种痘新书》《南诏备考》《宝笈方》皆称其为稀痘解毒，为独一无二之良药。苏州江宁药肆早已采备，供应全国，各地亦应普遍推行。

【发明】痘为胎毒，乃父精母血中欲火结于肾中。神黄豆形如肾脏，能直达积毒处，清解化散，外达下泄，而成稀痘解毒之效。炳章乃验病因，按物理阐解之。

【用量】每用一二粒不等，或按上述各法，照年岁增减用之。

【辨伪】本品系自然生成，虽因产地川、滇有别，而效用相同，无所作伪也。

二、西藏红花

【基本】本品为温带草本植物之花瓣。

【产地】西藏各土番诸地。

【形态】藏红花为湿草类，根似葫根而呈暗绿色，九月间开花，似菊花而呈红紫色，中有雌蕊一雄蕊三，十一月间采摘花之雌蕊头取用。

【性味】味咸兼微甘，性平，无毒。

【效能】活血，化瘀血，止新血，散结化滞。

【主治】祛瘀通络，善消癥瘕痃癖，血痹疟母。妇人经来紫黑成块，或经来作痛及经闭，产后瘀血作痛，跌扑留瘀生疼。止吐血，不论何经所吐之血，皆能止之。

【用量】轻用五分，重用一钱至钱半。

【发明】西藏红花性润而汁液富足，活血化瘀之效能较川红花、杜红花等更强，且能止血。性质和平，无猛烈反应，惟孕妇慎用，恐防损胎。若阴血大虚，肝火上亢者忌之。

【辨伪】此花花瓣阔长，色呈红紫，质性软润，与内地红花不同，极易鉴别。

三、琐琐葡萄

【基本】琐琐葡萄，夏间开琐碎之花，结实大如绿豆，形似葡萄而较琐细故名，为神农儿草之一。

【产地】产新疆之吐鲁番诸地，聚集于北京，中土久有，但不甚多。

【形态】《回疆志》云：葡萄一根数本，藤蔓牵长，花极细而呈黄白色，实有紫、白、青、黑色数种，形有长圆、大小不同，味有酸甜不等。一种色紫而小，大如胡椒，名琐琐葡萄，七八月成熟。

【性味】味甘酸，温平，无毒。中土产者味薄甘酸，不甚鲜美。

【效用】《本经逢原》云：能摄纳精气，归益肾脏。北人以之强肾，南人以之稀痘。《西游杂记》治小儿肾脏亏损，先天不足，痘疹毒火内陷者，食此能透肾经毒火循经络从外而出，为痘瘖中必要之药。元良云：性主开窍，透发而升，能发痘瘖外达，甚有捷效。《百草镜》云：性温，入脾肾二经，主筋骨湿痛下利，甚效。王秉衡云：治妇人胎上冲心，用琐琐葡萄一两，煎服即愈。

【发明】炳章按：琐琐葡萄藤蔓牵长，能达经络，其味酸甘，合而化阴。凡病后阴液不复，脾肾两虚诸证，宜日食二三钱，为化阴复液要药。此余历用之经验也。

【用量】每用一二钱，食用不拘。

【辨伪】生于漠北为良，南方间亦有之，然性味极薄，不及甘肃、新疆者之味厚也，入药自宜以西北产者为优良。

四、西藏橄榄

【基本】本品乃无核干果之肉，诸家本草皆未详载。

【产地】西藏诸地。

【形态】《粤志》名乌榄，子大肉厚，去子干之。干者有肉无核，中心空虚，外皮有绉纹，肉青黑色，结实形如大枣。

【性味】味苦涩，久之回甘，性平，无毒。

【效用】生津液，化痰涎，止烦渴，开胃止泻，润肺下气。

【主治】专治烂喉诸痛，解酒毒。嚼汁咽之，能解河鲀、鱼鳖一切诸鱼毒，并治鱼骨鲠喉等症，投之皆效。

【发明】诸家本草皆未详载，炳章就其气味形态，《粤志》记录参合经验就正[①]，专家指正之。

【用量】轻用一钱，重用一钱半。

【辨伪】本品伪者，闽广人以土橄榄去核晒干充之，肉薄色黄暗，以此辨之。

【附考】按：西藏橄榄，《药学大辞典》名乌榄，产广东番禺诸地，性质甘涩，温，无毒。主治补血。乌榄子仁，主治润肺下气，杀诸鱼毒。上文《粤志》名乌榄，大有怀疑，乞再正之。

炳章按：产西域者坚硬如枣形，粤产者形大质松两端团，以此为别。

五、樟梨子

【基本】本品名为樟梨子，其实非梨，乃千年樟树枝丫间所结之瘤，土人以形似梨故名之。

【产地】产浙江丽水、遂昌等县福罗坞、仙人坝、周公园中。又广东省清远、从化等县亦均有出。大者为佳，小者次之。

【形态】千年樟树枝桠间所生木瘤，其形似梨，外似覆盆而小，略具圆形，质坚而重。

【性味】味辛兼苦，气香，性温燥，无毒。

【效能】温脾，散寒气凝滞，疏通开达。

【主治】胃脘寒气作痛、气郁作痛立效。凡气滞血涩有热者忌服。肝肾阴虚有火，更不宜用。

① 就正：请求指导纠正。

【发明】凡脾胃气寒，气滞血涩作痛，芳香之气能散能化，性温有脂能通达疏泄，上下通利，内外开达，则郁结疼痛自然愈矣。

【用量】轻用五分，重用一钱至一钱半。

【辨伪】本品产量不多，用途亦少，形色气味非人工所能作伪。

六、洋泻叶（又名番泻叶）

【基本】本品乃亚历山旃那及支内威黎旃那木之叶，又名新那。

【产地】出热带亚非利加之埃及、印度之替纳弗里，及广东琼州、雷州等地。

【形态】泻叶为灌木植物，树高二三尺，叶偶数羽状复叶，叶小长卵形而尖锐，状似小刀，叶体扁平而不反曲，质坚而薄，呈黄绿色，叶柄甚短，边缘平坦，惟叶脉上间有少许毛茸，花瓣五而不整齐，花色淡黄，花后结实为反荚果，形状扁平，灰暗而厚，密敷硬毛，其叶用作下剂最效。

【性味】味苦涩，大寒，无毒。

【效能】能利大便，并治腹胀，宜与他品同用。亦治肠结新痢。实证可用，虚证忌用。

【用量】轻用五分，重用一钱至钱半。

【发明】凡用泻叶通便之证，须气滞、气逆、气满者服之立效。若肠中积滞，血瘀便闭，须先化滞消积之品，以尽消运之职而后下之，则病本可去，否则无效。再本品泻下效力甚强，如服小量，并能消化积食，增加食欲，惟不能多服。

【辨伪】番泻叶叶形尖锐而质薄，以黄绿色者为道地，伪者叶尖圆，而质厚味苦而微甘者是。赝品不入药用。

七、猴枣

【基本】本品为多年老猴胃内积液日久凝成石质样物。

【成因】猿猴常食山果过多，积年累月，胃及肝胆间积存精液，逐渐化成石质，其形如枣，故名之。

【产地】出于西藏、印度及南洋星加坡等地，或谓蜀中亦有出产。

【形态】本品实系类石之矿物质，形如鸽卵，大小不一，但多扁形，质似石而较松脆，色呈黯黄而微白，中间纹理层叠相间，内有核仁则极坚硬，外有薄膜，内含盐类石灰质。印度产者大若鸡卵，色青；西藏产者形如鸽卵，色青略带绿色，有光而坚。

【性味】性平，味微咸兼苦，无毒。

【效能】治惊痫，定痉厥，消瘀化滞，镇肝逆，化坚痰，清痰热，平虚喘，热痰壅塞，喘逆声嘶。

【主治】祛风痰、火痰、痰厥。小儿惊痫及急惊，研末冲服；瘰疬痰核，用米醋磨搽立消；外科横痃、无名肿毒等症，未破头者，敷之能消。

【用量】每次二分或三分，至多五分，皆研末用之。

【发明】猴枣诸家本草皆未收载，为近今发明药物。炳章疗用五十余年临床所得，确有效验者，汇记于下，藉供同仁研究，并希海内大家指教。

【辨伪】凡服用猴枣，必先将原来猴枣辨明真伪，临时研末取服。若一经研末，真伪无从辨别也。又《药物生产辨》云：猴枣近日多出南洋群岛，由槟屿、石叻[①]运来者多，该地土人呼之为羊肠枣，未必无因。好格物者，其细思之云云。则羊肠枣者，作伪之品也，不可不知。

---

① 槟屿石叻（lè 乐）：地名。槟屿指马来西亚，石叻指新加坡。

八、狗宝

【基本】本品生癞皮狗腹中，状如白石，狗生此宝，必不食不眠，食则作吐，因少不易得，故名狗宝，属不溶解之矿物质。

【产地】各地病狗腹中偶产之。

【形态】状如白石，略带青色，形状不一，有扁形、卵圆形，亦有马蹄形，质松不甚坚，其理纹细紧，层叠而成，外有包膜络之。

【性味】味甘咸而淡，性微温，无毒。

【效能】主疗反胃噎食，肾虚痰喘，其性能入咽喉管，力能化痰血瘀滞，解结气停饮，渐积停留之物以此缓消最宜。用于痈疽疮疡，能护心托毒，可免脓毒溃陷内膜之患。

【服法】用时研细末，每次三四分。治噎膈，用韭菜叶上露水调小半杯，时时歠[①]之，或用威灵仙二两，食盐二钱，用狗宝细末，开水调匀，分早、午、晚、夜四次，服数日即愈。

【发明】噎膈之证，由于肝过于升，肺不能降，血之随气而升者，留积于食管气道而不去，积久遂成有形之物流连不出（食管间确有成形之物阻扰其间，并非食管无故窄隘也，此余所亲见），故汤药入胃直过病所，必不能去有形之物，故不效。凡治此证之药，必须专入咽喉之品，又须徐徐歠之，则停留之渍得此由渐而消，即此理也。前人治此证，莫如程钟龄之启膈散、《秘传》噎膈膏、程杏轩之如神丹、杨氏颐真堂之狗宝散、顾松园之治膈再造丹，时时频服亦有神效。

【辨伪】凡狗宝整个之自然生成，外形光洁，剖开内面，层叠晕纹相间，层次井然可见，伪者无纹。此品必须原个真品看过，当面磋末取服，庶无蒙混之弊也。

---

① 歠（chuò 绰）：饮；喝。

九、冬虫夏草

【基本】本品为虫草冬夏递变之寄生菌植物。

【产地】西藏、四川、云南、贵州、新疆、西康[①]等省皆有出产，出于雪山者尤多而著名。

【形态】冬虫夏草为虫菌合成之寄生菌类植物之一种。冬为虫，夏为草，因气候不同而递相转变。夏至虫乃入土，尾端出生草苗一二茎，或三四茎，歧出，叶似韭菜而较细长，约二三寸，错杂于蔓草丛茁之间，极难辨识，一入冬令，土面尾生苗叶枯萎，则根出土，蠕动而化为虫，色微黄有细茸毛，宛似蚕而差小，并有口眼，并生十二足，背有蹷屈纹，棱棱可辨，严寒积雪之际，乃出于地，恒簌簌然蠕行，其尾犹带枯草也。此物性温，善能化雪，秋后初雪，采虫草者每于此时巡行，见有积雪稍薄之处下锄，辄多掘获。冬虫夏草，小者长径一二寸，大者三寸余，全体分上下两部，上部细长带黑褐色，各本有大小长短之差，上端肥大作圆筒形，下部则为虫体，色黄褐，长径五寸余不等，其肥大过上部数倍以上，近今西蜀商店所售虫草，最长不逾四寸者，盖为川中所产之品也。

【成因】冬虫夏草，自发明以来，既往咸认为奇异动物，近代科学昌明[②]，始知为菌类中之寄生于动物体，或植物体而遂其生活者，其种类甚多，已为吾人所知，学术上皆名之为寄生菌。而寄生菌又从其寄生之状态，区别为二种：一种为寄生于动植物之死体者；一种为寄生于动植物之活

① 西康：西康省，简称康，为“中华民国”的一省，延续清朝制度所设置的22省之一，设置于“民国”二十八年（1939年），是内地进入西藏的要道。1949年，新中国成立以后，中华人民共和国政府继续管辖西康省，后于1955年废止，分别并入四川省和西藏自治区（时称西藏筹备委员会）。

② 昌明：兴盛发达。

体者。冬虫夏草即属于活物寄生菌之一种，初盖寄生于昆虫体躯，以吸取其养分，卒致虫毙菌长，其子实部遂茁于地面，欧人名之为哥谛瑟蒲西沦锡[①]。唐容川《本草问答》云：冬虫夏草，其物灵异，冬至生虫，自春及夏虫长寸许，粗如小指，当夏至前一时犹然虫也，及夏至时，虫忽不见，皆入于土，头上生苗，渐长到秋分后，则苗长三寸，居然草也。此物生于西番草原，遍地皆是，莫可辨认，秋分后微雪之际，采虫草者，看雪中有数寸无雪处，或积雪较薄之处，一锄掘起，虫草即在其中矣。观其能化雪，则气性纯阳可知。盖虫为动物，自是阳性，生于冬至，盛阳气也。夏至入土，则阳入阴也，其生苗者，则是阳入阴出之象，乃至灵之品也。此说虽似陈旧，实具至理。

【种别】冬虫夏草种类不一，统计不下数十余种，形态微有不同，皆因地质而异。日本杉本常盘氏在日本境内搜集共有十四种，此外意大利菌学家萨加礼德氏搜集世界菌类数尤赅博[②]，英国菌学家麦瑟氏谓，经学术上调查所得者，都六十二种，其澳洲及新西兰岛所产者有数种，形态特大，澳洲维多利亚所产者长六寸余（英寸）。又澳洲谟兰北吉河沿岸亦产一种，长六七寸，新西兰岸所产者有一种外形与中国产者相类，形态更为特大，长达一尺，亦罕见之种也。吾国境内所产者，长均不足四寸，追为土壤气候关系也。

【性味】味甘，性温，无毒。

【效能】专疗诸虚百损，并能种子，治蛊胀。唐容川曰：欲补下焦之阳，则单用其根，若益上焦之阴，则兼用其苗。王士雄曰：夏采者，可治阳气下陷之病。王秉衡曰：是草得阴阳之气既全，具和平温补之性可知，因其活泼灵动，变化随时，故为虚疟、虚痞、虚胀、虚痛之要药，且至冬

① 哥谛瑟蒲西沦锡：即拉丁文冬虫夏草（*Cordyceps sinensis*）的读音。

② 赅博：渊博。

而潜，德比潜龙[①]，凡阴虚阳亢而为喘逆痰嗽者，投之悉效（著者按：阴虚阳亢者不妥，阴虚阳浮者最宜）。《药性考》则云：味甘性温，秘精益气，专补命门。《本草从新》曰：甘平，保肺益肾，兼补精髓，止血化痰，可已劳嗽，治膈证皆良。米排山云：以酒浸数枚啖之，可治腰膝间痛楚，有益肾之功；与老鸭同煮食，极宜老人（炖老鸭法：用冬虫夏草三五枚，太少当以十五枚。老雄鸭一只，去净肚杂，将鸭头劈开，纳药于中，仍以线扎好，加酱油酒如常蒸烂食，其药气能从头中直贯鸭之全身，无不透浃）。

又按：成都食肆有冬虫夏草炖鸭，其法相同，惟将鸭头纳入尾部剖口中，成一环形，据云，较为补益。云凡病后调养，及久患虚损之人，每食一鸭，可抵人参一两功效云。

【用量】轻量一钱，重量钱半至二三钱。

【治验征明】《文房肆考》云：孔裕堂述其弟患怯弱证，汗大泄，虽盛暑，尚处密室帐中，犹畏风甚。病三年，医药不效，病在不起。适有戚自川归，携餽[②]冬虫夏草三斤，逐日和荤蔬作肴膳食，渐至全愈。因信此物补肺气，实腠理，确有征验[③]。

【发明】按《青黎余照》谓：此草根如蚕形，有毛能动，严寒积雪中，往往行于地上。《新疆风土记》谓：冬虫夏草生雪山中，夏则叶歧如韭叶，凌冬叶干萎，则根蠕动化为虫矣。《本草从新》谓：冬在土中，身活如老蚕，有毛能动。《柳崖外编》谓：冬虫夏草，交冬草渐萎黄，乃出地蠕蠕而动，尾犹簌簌，带草而行。朱莱仲谓：其草冬为虫，一交春，虫蜕而飞去（此说无征），故取之有期。综上诸家记载，其为虫草递变，已无疑义，而东西科学家佥谓寄生菌，亦各有观点不同。就医疗上言之，据唐容川则谓

① 潜龙：谓阳气潜藏。
② 餽：同“馈”，赠送。
③ 征验：应验；证实。

欲补下焦之阳单用根，欲益上焦之阴兼用苗，以其得冬、夏二令之气化作用也。现今皆根苗并用（亦有焙研为末），其为补肺阴、纳肾阳功效显而易见，是以王秉衡断为甘温平补之品，确有见地。故凡治阴虚阳浮而为虚喘痰嗽者，投之辄效，良有以也[①]。

【辨伪】本品以粗大色黄者为上品，细小黄暗者为次品，此乃自然生成，半虫半草之物，无作伪可能。

【贮藏】本品久藏难免虫蛀，可同番红花伴藏，可以免蛀。或有以川椒同藏者，亦可免虫云。

十、蚱蝉花

【基本】本品系昆虫蛰化菌化生植物之原体。

【产地】产于四川省平原竹林中间，浙江省之鄞县、慈溪、奉化、新昌、余姚等县亦产之。

【形态】《益都方物记》云：蝉不能蜕化，萎于林中，花生厥首，名为蝉花。又云：二川山林中皆有之。蝉之蜕者，至秋则花自出其头，初黄碧色后紫色云。《西溪丛话》云：蝉花出自蝉壳，有谓之蝉花者。今成都有蚱蝉花，取而视之，乃蝉头部上面裂开抽茎，茎上有紫色花（形如春砂花），此由昆虫化为草本也。日本《新农报》云：日本产一种蝉花，或曰蝉竹，盖亦蝉在土中，尚未羽化之际，有哥谛瑟蒲菌寄生其体也。又日本中泽氏《昆虫世界》云：顷访某氏得蛰化菌二种，一从马蜩（蝉之一种），头部生细线状二茎；一从小虫背部生细棒状一茎，均为虫身蛰死土中，腐生下等植物，大半为菌类，其形状、色泽、大小、长短各不相同。某氏又有一种蝉花，系梅雨后树阴草间所生之菌类，此与吾国鄞县、奉化等处所产种类相同，乃鸣蝉至深秋，蛰化土中，内藏菌化，由背上头部裂痕，抽茎

① 良有以也：指某种事情的产生是很有些原因的。良：很，甚；以：所以，原因。

长一二寸，初生色绿，老则成为淡紫色，或一茎或二茎不一，无杈枝，茎端着花形，如春砂花，根则寄生蝉壳之内，蝉壳全体黄色，与干蝉衣无异，采取连壳使用。

【性味】味甘淡微苦，性升通和平，无毒。

【效用】平逆气，宣化通达，解郁化滞，开肺脾气。

【主治】小儿痰核瘰疬，音哑。气卒塞能通，上逆能平。

【发明】李时珍曰：蝉花即冠蝉也。寇宗奭曰：乃是蝉在壳中，又出而化为花，自顶中出也。宋祁方《物赞》曰：蝉之不蜕者，至秋则花其头，长一二寸，色黄碧云。盖由昆虫动物而变生草本植物之新药品，诸家本草素未详载，而医疗上确有专能，兹就炳章所知而考正之，幸祈海内医药家指正。

【用量】轻用一钱，重用二钱。

【辨伪】按蜀中植物有名石蝉花者，叶似菖蒲，花为紫茎紫萼五出，与蚱蝉花相类，蜀人因以石蝉花名之。尚有一种花作白色者，亦名蝉花，则又同类异种也。宋景文曰：取其肖像，茎类鸣蝉，是以花以蝉名，实为欣赏花木，非入药之蝉花也。恐有误会，特为分辨之。

十一、天生磺

【基本】本品乃天然地脉热气凝结而成之矿石质。

【产地】凡有温泉之地，皆能凝结生矿。云南省内全境温泉尤多，惟产于浪穹县温泉者尤为佳品。

【成因】滇中全境多温泉，其作硫黄气味者，下皆硫黄也。浪穹县全境温泉尤多，东城外五里之温泉，面积特大，周匝约三四里许，泉底盛产硫黄，热度极高，取生鸡卵投入，片时取起，卵黄即成熟，再沉之片时，而白亦熟矣，可见水之补中也。温泉中流峙[①]一平石，大可数丈，中间空，旁有九孔，泉注其中，热气熏蒸尤甚，上浮于石，结如石钟乳，积既久，磺质渐坚，色甚莹，历百余年后则莹白渐为灰苍，堆聚石下，质最轻清，功效远驾石硫黄上，土人凿取之以供药用，即天生磺也。

【形态】形似石硫黄而坚，黄褐色，硫块大小不等，为不规则之矿石，入火能溶解，燃灼能起焰。

【性味】味辛兼苦，质轻清，性大温，有小毒。

【效能】能补命门火衰。刘焕章天生磺记云：七十老人可以兴阳。性中和，盛暑置酒中，热服之亦无害。《异物志》谓：虚寒噎膈等症，服之立效，命火衰微腹痛者亦效。凡属下焦阳虚诸病均宜。若阴虚火旺，脾胃有湿火者，忌之。

【用量】轻用五分，重用一钱。

【发明】天生磺乃地层硫黄泉水熏蒸凝结而成，必历久年，故体质轻清而性和平，可以内服。不若石硫黄之性燥力猛而烈，只堪合疥癣之药，不能内服也。天生磺功效素著，惜产量过少，不能普及供用。

【辨伪】天生磺为硫黄中最珍贵之品，内服可以补阳，其次为硫黄，以合救治霍乱五香散之用，再次为石硫黄，以合外治疥疮药之用。天生磺出产虽少，尚无伪品，而石硫黄亦不能混充，形色不同故也。

十二、鲜大青叶

【基本】本品系常绿植物蓝类五种蓝中之菘蓝。

【产地】各处山野园圃皆可种植，冬夏常绿，为常绿菜类。

【形态】叶本如菘菜，叶长卵圆形，平滑光直绿色，菜柄半圆形而细丛生，形类菘菜（俗名白菜），故名菘蓝，为酿蓝靛之要品。苏颂曰：菘蓝

① 峙（zhì 至）：直立，耸立。

可为药用，亦名马蓝。扬州有一种马蓝，四时常绿，类苦卖菜，土人连根采服治败血，即此大青叶也。

【性味】味甘淡微苦，性寒，无毒。

【效能】清诸热，解诸毒，杀鬼疰蛊毒，明耳目，利五脏，调六腑，开通关节。治经络中结气，散毒肿，和气血，捣汁涂五心烦闷作热。

【主治】肝肾热，头痛，赤眼肿痛，天行热狂，产后血晕，妇人败血，连根焙捣酒服。治疔疮游风毒肿毒风，止烦渴，化痞热，止吐血衄血，排疮脓，小儿壮热不解。解百药毒、金石毒、解狼毒、射罔[①]毒、斑蝥毒、芫荽毒、砒石、朱砂毒，及一切诸毒。

【发明】蓝虽有五种，多取用于染色，而药用能解毒除热，惟菘蓝（即大青叶）为最善，且能盆栽，冬夏不枯，可以长期取用，为治营血分热毒、热病内陷诸症，皆有捷效。有人病呕吐肝病，服玉壶丸诸药不效，饮是汁一盏即定，盖亦取其降火、平肝逆兼杀虫之效能。为解热毒、退诸热之要品也。

【用量】轻用二钱，重用四五钱。

【辨伪】苏恭曰：蓝有三种，叶长圆径二寸许者，堪染青，出岭南，此乃菘蓝（即大青叶），其汁杵为淀，可染青碧。又云：菘蓝即马蓝，叶似白菘（白菜），即郭璞所谓“大叶冬蓝”也。俗中所谓菘蓝，因形似菘菜（白菜），令人名之曰大青叶，冬令亦青，无茎似菜，故以叶名也。他如《本经》所云蓼蓝者，形似水蓼，花红白色，实亦若蓼子而大黑色。木蓝出岭南，不入药；马蓝叶似苦荬；吴蓝似蒿叶，青白色。此皆蓝名，多作染料。李时珍亦云：蓝有五种，分蓼蓝、菘蓝、板蓝、吴蓝、甘蓝等五种，药用则以菘蓝为最佳而有特效，其余四蓝均为染料。

本草别有大青、小青两种，乃草本长茎，与此无茎菜类之大青叶不同，

① 射罔：即草乌头煎汁。

恐有误解，特再辨正。

十三、紫河车

【基本】本品乃人身生发变化之源，混沌之皮包含气血骨肉之胞衣。

【产地】各地妇人生育男女时皆有之。

【成因】始由男女媾精后，精液渍入子宫，渐而变化脏腑，外裹胞衣（即紫河车），系于子宫，其时口不能食，全赖脐带吸收母体冲脉之精血而生四肢百骸，以至毛皮骨肉、血气精神，十月满足，乃坠地断脐带，离母腹而成人。其生长变化至极之处所，即是胞衣（即紫河车）。

【形态】紫河车形类猪肚，状亦相似，色有红绿紫三者，上截有黄白色软皮，中系脐带，长约尺余，下截满缀血皰[①]气皰，膜甚胖大，用水清洗六七次后，血水去而浮疱瘦瘪，形顿小二倍。紫河车洗时，只有血水黄水，而无油沫黏液，经火煮熟，质甚坚硬，燥性无脂，完全不类肉味，宛同植物蔬品，至为奇异。此炳章所实地经验也。

【性味】味甘咸，性温，无毒。

【效能】益血补气，滋阴，实精髓明目，善能峻补营气，安心养血。

【主治】《千金》治目赤生翳，吴球治目暗耳聋。

【修治】用米泔洗淨，新瓦焙干为末，或以酒煮捣晒为末，功[②]力尤全，更为有效。董炳则云：今人皆酒煮火焙及去筋膜，实属大误。盖以火焙水煮，多失其性，惟蒸捣和药最良，筋膜乃初结真气，不可剔去，此说甚善。

【发明】《本草求真》云：调和煮食，能峻补营血。《折肱漫录》云：河车乃补血益阴之物，但其力重，配药缓服为宜。《本草选旨》云：安心养

---

① 皰：同“疱”。

② 功：原脱，据文义补。

血，益气补精，凡精血不足之症，用此精血所化之味以补精血所亏之症，则精血已足，诸虚之证自然愈矣。吴球云：补阴之功极重，故久服能耳聪目明，须发乌黑，有夺造化之功。《本草经疏》云：此物得精血之气而结，能从其类而补，是以主诸血虚目病，盖目得血而能视，以之补血明目，可无疑义，亦为益血补精气之用。炳章年届耄年，耳聋目昏已历多年，经服此物两次，耳目聪明不少，可知古人之说，洵[①]不虚也。

近年苏联发明之组织治疗方法，就取健全无病人之胞衣（紫河车），经过消毒、清洗手续后，或取以注射，或入人身组织中，以治疗各疾，尤以明目最为有效。大抵精血俱虚者，获效甚捷，若兼挟肝火风火者，不能用补，当然无效。炳章详考古今中外学说，参合经验，阐解说明，并以求正博雅。

【用量】干者，钱半、二钱至三钱。

【辨伪】日本《医賸》云：紫河车不可服饵。谓李东璧既辨之，又引诸书。程若水《医彀》云：紫河车本草并无其名（本草收采甚多），今人取其生发之源，始为混沌之皮，包含变化，恒以补人，此未达至理者。夫儿在胞，仍由白露桃花，渐以变化脏腑、四肢百骸，以至皮毛骨肉、气血精神，无不具备，十月满足，乃变化至极之处，物极则返之时，正是瓜熟蒂落，栗熟壳脱之际，且其精华皆聚于儿，既产之后，其胞衣尚有余气存聚乎？未闻栗壳、瓜蒂尚有补者，其大造丸有服之而效者，乃余药之功，非河车力也云云。

炳章按：此说未善，人具气血精神，智巧万能为各动物之长，十月出胞离胞，神智虽略具备，而胞衣护胎，同长共生血肉要物，极有补益精血之力，何得与植物瓜、栗相比并论？强词夺理，不足宗也。李日华《六研斋笔记》言：宋元干游长安，见一贵者，服食人胞，著论诽之曰，今人食

① 洵：诚实，实在。

禽卵而弃其壳，胞即人壳，奈何贵之？言无益也。此说亦无理由，夫禽类卵生，卵内黄白即其生气，故能补益，孵化即生，卵人可食，壳属矿物质，是以无用。人胞系精血生成，吸收母血而成形质，儿虽离胞，尚有余气补性，且人食五谷、禽兽、鱼介、诸肉，禽啖、糠麸、杂草，营养资源亦复不同，安可与禽类卵壳相比？实则两氏均为唯识学家之语，不足为训也！医以保健生命为天职，宜以唯物为法，故特辩证说明之。

又按：周亮工《书影》云：亲串[①]有从余游都门者，其人生平绝迹北里[②]，突患天疱，不解所自，余忽悟其故，解之曰：君质弱，常服紫河车乎？京师四方辐辏[③]，患天疱疮者甚伙，所服河车中，安知无患天疱疮胞衣？此疮能遗传子孙故耳！其毒留结于丹田胞宫，而孕妇胞宫直接胞衣，今服胞衣者，亦中遗传之毒矣。予按：此说甚是！推而广之，凡生过遗传性之疮疡，如花柳病等，孕妇之胞衣皆不可服，亦不堪入药，因均能传染其毒也。故凡服食胞衣者，必须择壮健无病男女，皆无遗传病者，青年少妇头生更佳，若年老及生育已多者，力亦薄弱，皆不可用。其他不明来历及流产堕胎，皆不宜用，不可妄食，须注意之，否则欲得补益，反误中其毒矣。此则不能不注意也。

第五章　采取修治之改正

凡药物采取后，必须经过炮制，或捣碎，或切片，或炙炒，或研末，各各就其物质性能、治疗作用以定其切合实验效用为标准，其间习惯修治，苟有不良者，应宜考正改良之。爰述改善诸品如下。

---

① 亲串：关系密切的人。

② 北里：唐长安平康里位于城北，亦称北里。其地为妓院所在地，后因用以泛称娼妓聚居之地。

③ 辐辏：形容人或物聚集一处。

一、象贝改为原质晒干，不用石灰拌制

象贝，原名浙贝，俗称土贝。颗粒较川贝为大，故又名大贝。在清代顺治年间，原产杭州之荐桥，亦称浙贝。初雇象山农人种植，雇农因羡其利，私携贝籽至象试种，此为象贝之始。嗣康熙中叶，钱江汛滥成灾，咸潮侵入荐桥，贝母悉遭腐烂，因而绝种，于是象山乘时崛起，始有象贝之名。迨后鄞之西乡农人，亦慕其利，重金求得其种，植于莊村山岙，曾不数年，盛极一时，近今赖以生活者，数逾万人，从此行销各省，竟为浙江药物输出之冠，而象山则连年灾歉，因而绝种，此为浙贝、象贝经过变迁之情形也。

象贝过去修治之法，殊未尽善，亟宜改进，以求保全象贝原质，若再墨守旧法而不改良，非特有害于病，而有识之士多望而生畏，则将来之失败，可操券以待也。考象贝，鲜时形体肥大，脐圆顶平，两瓣对合，皮色糙白，内含黏滑淀粉质液，至为丰富，因此极易腐败，难于久储，故药农于出土之际，洗净泥沙，入特制船形木槽，悬挂三脚架下，两人对立，互相推撞，将贝浆撞出，后掺入风化石灰，再行推撞，待灰汁与贝浆融合，然后洗去灰汁晒干，如是则贝浆已出，灰汁渗入，曝易干燥，且灰性杀虫，故能久藏不蛀，可以致远。此法虽善，所惜汁液消散，徒存形态，医疗效用完全走失矣。

象贝性味苦寒，效能解毒利痰，开宣肺气，泄风热，消痈肿。凡肺脏挟风火有痰者，以象贝为最相宜。审察功效，全在所含滑汁黏液，盖以滑利降气，泄热化痰，其力至伟，若经撞出滑液，渍入石灰，则润滑之本性一变而为燥烈，贝母犹是而已名存实亡，是以近今施于咳证，每有喉燥痰黏不出之患，甚因过于燥烈，引起咳血，此等贻误，医者每不觉察，盖即所谓朽药误良方也。惟湿痰、寒痰、饮痰，象贝尚可取用，如遇风火喉证

及阴虚火旺者，切弗误用，其性变燥故也。

象贝改进修治，炳章意见，起土之后，洗尽泥沙，分开两瓣，不去贝浆，不拌石灰，须将原身晒干，若遇阴雨之日，可用文火烘培（不用烈火，须文火）。则晒干之后，于润肺化痰清热之天然固有元素可以保存，效用较胜于川贝，而价格较廉于川贝十余倍之多。一则可以推广效用，二可减轻人民负担，一举数得。希望药农重视人民健康，迅即采纳改进之，是则著者所企祷者也。

二、广郁金改为原粒生打，不切片用

广郁金，以产四川者为最佳。体圆而两端具尖锐如蝉之腹，发苗处有小孔，皮色黄白，通体粗绉，内肉层有心，呈黯黄色，光明透亮，质甚坚硬，嗅有微香，味苦而略带甘，入药宜生用则气味俱全，效力宏大。古无炮制之法，近代药肆多以滚水浸透，然后风干水气，入瓦甏[①]反覆潮湿地上五六日，蒸罨使出霉花，继取郁金，向出光刀上切成薄片，使片上亦明亮有光，以为形式大方，藉以夸张道地，实则毫无作用。按郁金，诸家本草皆列芳草类，因其味辛气清香，是以宜于生用，现经滚水泡透，汁味已出，更复蒸罨湿地，反将清芬开郁之气，易为霉蒸秽浊之味，又兼切成薄片，入煎数沸即化腐质，且用郁金之证，非胸闷气胀即郁结积滞，处方原因，本期开郁散结，试问此种浊腐之品入诸病者胃中，岂能收其疗效乎？近今药肆，对于非法炮制药，诸如此类，不胜枚举，此亦我医药双方两不相仵[②]之障碍也。著者极愿医界同仁，处方之际务须注明“生打”或“原捣”字样，一面向病家说明用片无效理由，如是则药业师徒相传之谬习，自可逐渐消灭，庶医者易收疗效之果，病家减少无形负荷，药肆可免手续

① 甏（bèng 泵）：瓮一类的器皿。

② 仵（wǔ 午）：对等，相匹敌。

之烦，一举三得，其利甚溥[①]用，特考正。

三、怀山药切片改为原打

怀山药，本产河南怀庆府者最佳，故简称怀山药。市医处方恒书淮山药，实非正当，应宜改正。产陕西者品亦佳。山药本系根茎药物，色洁白，质坚硬粗大者，每斤约七八支。药肆旧法切片，先用冷水浸三四日，须水份透达内心，方可切片，浸过之水变成白色，且有黏汁，此为山药有效之汁已被浸出，切成之片，形式虽则洁白光亮整齐，而补益成分因此减削，且山药切片之后，尚有头片、碎片、半片，又须拣去，种种损耗，均须加入药价之内，愈增病家负担，应改原枝打碎，或书生打，既能保全补益效力，又可减轻经济，亟应改正。

四、延胡索处方名延胡，切片改为原捣

延胡索，《开宝本草》本名玄胡索，因避宋真宗名号，遂改今名。延胡索为宿根草本地下茎，形扁而圆，外皮有横皱纹，色呈淡黄，以脐平坚实为佳，多产浙江东阳地方。《开宝本草》云：气味温，主破血，月经不调，腹中结块，须用酒制，以行滞气瘀血。原为佐治之品，今药肆多以酒制，间有用醋制、盐水制者，不知醋性收敛，盐味性寒而润下，于行气活血剂中，反生阻力，而失本来功效。而切片又须煮浸阴干，再入小甏倒置地上五七日，罨出霉花，方始上刀切片，能透光亮，形式虽然美观，不知效用尽失，反增霉气。宜以酒煮，原粒晒干，临用捣碎，禁用切片。

五、乳香去油法

乳香辛温无毒，效能调气活血，伸筋定痛，为外科要药。但因具有油

① 溥：广大。

质，黏滞难碎，王洪绪先生《外科全生集》乃谓其毒在油，故入丸散，必去其油，才能细研。旧法去油，以铁镬[①]炒焦，取作方块，而泥沙、木屑仍含在内，如配合眼药、疮药，多致不效。故去油之法虽多，惟水煮一法去油最净，可以行用。法取明净乳香不拘多少，投入铜锅，加水以猛火煮烊，捞去水面树皮、草屑，徐徐倒入净瓷缸内，澄清，倾去锅底沙脚，冷定后，则油珠尽浮水面，再倾去之，乳香结如黄豆，沉在下面，色黄亮而洁净，不挟杂物。若入丸散，则以乳钵研细，更入酒或水研，顷刻如泥。如酒糊丸，则入酒研；如面糊为丸，则用水研。上法易研易细而较省力，惟乳香之油质虽然净尽，而重量亏耗之率极大，然功效则更为宏大也。

六、没药去油法

没药，苦辛平无毒，外科上有活血散瘀、消肿定痛、防腐止血之功效。没药形态为圆形不整之块，小者仅如谷粒，大者有若鸡卵。体质黏而有油，入药必须去之，因毒在油也。没药因具黏质，极难细研，旧法去油，与乳香相同，油若不尽，仍难纯净。著者经历所得，则以水煮去油法最为完善。法将明净没药不拘多少，投入铜锅，用水煮烊，惟不能烊化，如水煮后成为琥珀色状凝结物，是即纯净没药，其他毛皮草屑先行捞去，再用细筛滤去污水，将没药摊晒干燥取用。此法去油必尽，虽合眼药亦无妨也。旧法诸多不合，应即改之。

七、麦冬抽心水淘，不可水浸

麦门冬沿习去心破开，处方名破麦冬。药肆沿用水浸一宿，则易去心。古法用银石铫火上微烙，随手渐剥去心，极易为力，且不为汤渍水浸而去汁味。按：麦门冬外皮味辛，能散表邪；内肉味甘，能润肺滋液；心微硬，

---

① 镬（huò 或）：锅。

味淡滞中，故去心用之。古人用火烙去心，乃保存外层气味，以全治疗功效，法良意美，未可厚非。惜火烙耗液，且有火气，鄙意改用水淘（夏季天热一次，冬季天冷二次），随即取起（不用水浸），亦可去心，如是则内外气味均能保全。旧法去心，水浸胀软取起，外皮气味走失，功效已非，应即除浸，改为水淘去心用之。

八、人气粉犀

犀角，至为坚硬，处方多用锉末，或作片，为诸角中最难捣细之物。昔宋代张南《游宦纪闻》云：犀角必先镑屑，乃可入众药中，已而众药悉尽，犀角犹存。偶见一医僧元达者，先解犀角为小块镑片，以极薄纸裹诸[①]怀中近肉处，以人气蒸之，候气熏蒸浃洽[②]（时间约一日夜）取出，乘热投入乳钵中，急捣研，应手如粉，因知人气可以粉犀，洵不诬也。

炳章按：人气粉犀，并非虚语，如法确能研细，不特犀角为然，凡诸种角质，皆可以人气粉之，洵有验也。《归田录》与《物类相感志》均载之，古贤哲理，真可贵也。

九、羚羊角片，犀角原为水浸镑片，今改燥镑

羚羊角有黑白两种，黑者清肾肝之热，白者清肺热息风，为镇痉除邪要药。近今以白者为重，故市肆仅有白羚羊角，黑者无觅矣。比年[③]药用繁多，供不敷求，遂致价值昂贵。而羚羊角质性极为坚硬，刀切不入，药肆习俗，镑片入药，多尚阔大，以为美观。镑片之法，先须将羚羊角水浸七八日，再用滚水泡透，如是经过，角之坚者已化为软，镑之则片张阔而

① 诸：犹“于”。

② 浃洽：遍及。

③ 比年：近年。

且大，饮片甚为美观，不知角经冷水、滚水浸泡，汁液尽出，性味已非，反增角质恶臭[①]，于治疗功效大半消失，殊非修治之道。考古法修治，先经锉末，再行捣筛极细，更研万匝，可使原质不失，效力完固。法虽善美，但一经研末，真伪莫辨矣，在人心不古之世，难免以伪乱真，贻害实匪浅鲜。应易水浸，改为原角燥镑，非但性味不失，真伪可辨，更较浸镑为善。惟燥镑角片，片张虽则碎小，而角质功效丝毫不失，实较浸镑优胜十倍。

炳章按：羚羊角浸镑而为燥镑，可使原质保存，功效不失，绍兴药界多重实际，有见于斯。曾于民国十四年春间，药界嘱炳章撰述水镑改易燥镑理由说明书，提出医药分会全体议决通过，一律改易燥镑，并刊载《绍兴医药》第十五期月刊中。绍兴药界之注意药物疗效，与夫及时改进修治之功，洵可嘉尚也。

炳章又按：犀角角盘大无心，有独角、双角之别。双角者，必须以鼻角者为良，因角大，其中心约开阔六七分，至尖灰黑色，其外则灰白色、白色，皆有芦花形直纹。采取药用，必先将原架犀角直锯成七八条，中心即黑犀角，最贵，四围灰色次之，白色为下。药肆方用分两种，一锯细条，约每短条重二三钱，以碾末及磨汁用；一种镑片用，片分黑片、芦花片、白片三种，价值以黑上灰中白下，以此定贵贱。然条子、镑片之时，亦须水浸七八日，汁亦浸出，亦宜改为燥镑。煎剂所用之片，亦须久煎方能出汁，如合丸散，用者必先将片或屑用薄纸包藏贴身小衫袋内二日，临研取出，乘热即研，应手成为细粉，若不得人身热气，及人气已冷，研之皆不成粉，此即苏内翰《物类相感志》所谓“人气粉犀之法”也。炳章试之确验，推而广之。羚羊片取粉，亦可用此法。

---

① 臭：原作“嗅”，据文义改。

十、猪肤刮取法

猪肤主治少阴下痢咽痛。王海藏氏谓为鲜猪皮，吴绶以为燖猪时刮下黑肤。二说不同，无从取舍。而汪石山则云：考《礼运疏》"革者，肤内厚皮也；肤者，革外薄皮也"云云，则吴绶之说为是。盖肤者即肤浅之义，按《医宗金鉴》方解云：猪肤者，乃革外之肤皮也。其体轻，其味咸，轻则能散，咸则入肾，故治少阴咽痛，是以解热之中寓散之意也。诠说详明，当以为法。王晋三曰：肾液下泄，不能蒸于肺，致络燥而为咽痛者，当以猪肤润肺肾之燥，解虚烦之热。《随息居饮食谱》曰：猪肤甘凉清虚热，治下痢，心烦咽痛。今医罕用此药矣。若无心烦咽痛兼症者，是寒滑下利，不宜用此。

第六章　采取贮藏之注意

凡药物之生长、成熟、收采，均有一定时期，倘时期得宜，则气味充足，汁液丰满，再能贮藏合法，保存有度，则功用效力更形强大，更得医师处方对症，即值沉疴危疾，扳之亦能效如桴鼓，立可起死回生；若药物贮不合法，藏不严密，虽灵奇神效之品，亦如败皮朽木，以之疗病，岂能有瘳乎？由是言之，是贮藏之合法与否，实为生命所系，安能不注意乎？爰述采收贮藏各法如下。

采取及时

尝读唐代显庆重修本草[①]，孔约之序有言曰：动植形生，因方舛性，春

① 重修本草：唐・显庆二年，政府命苏敬等重修本草，二年后修成《新修本草》。

秋节变，感气殊功，离本土则质同效异，乖采摘则物是时非。此数语者，可明收采不易，辨药为难矣。又沈萍如云：天地之于万物，生长收藏本具五行之理，温凉厚薄乃随九土之宜。然亦有禀性悬殊而秋生、夏死、春萎、冬荣之不同，如夏麦、冬瓜、腊梅、秋菊，各以时荣，天下皆然，习见不异者。扩而充之，则蜀之稻一岁两熟，滇之罂粟四时皆花，滇黔瓜茄豆蔓逾冬不凋。松本长青，而六诏松针交春黄陨；梅魁春首，而滇中梅蕊腊尽花开；蓖麻干空如竹，西贼成木如拱；仙人掌草本也，他处遇霜即萎，滇南可列莳[①]方丈以作垣蓠，开花如瓠，结果如瓜。此多诸家本草所不载，皆由方土气候之不齐，而致物性动类亦不一。不独此也，至收药储材，犹当审其收采之时候，察其方土之寒燠[②]，达其物性之变更，揆之于理，而后乃收其效。非可以一隅之偏论胶柱鼓瑟[③]耳！假如植物之皮、叶、根、核、花蕊、子仁之类，而必采摘有时，若杜仲、黄柏、秦皮等，其用在皮，理当取之于夏，因夏时浆发于皮，力全而功倍，春则浆未升，秋冬则浆已降，浆收皮槁，效用已失。地骨、丹皮、芎、归、地、芍，其用在根，宜采于冬令落叶茎槁之时，则浆液归根而采之，效力亦强。其他如山草类之黄芩、黄连、知母、贝母，本多野生者佳，取用其根宜于秋冬为胜；若椿樗、五茄等乔本之根皮，则亦宜于落叶之时，其浆液归根，效力亦胜。至于杏、桃果窳之仁核类，多收于夏秋，著者目睹夏食未熟杏、桃之核仁，多瘦瘪无肉，可见未至之时而生长不足也。若夫甘菊、忍冬、凌霄、密蒙等花，皆采其花蕊初开之时，则芳香气未散，而效力亦足。他如苏叶、藿香、佩兰、薄荷、荆芥、青蒿之属芳香草药，则各乘其盛时未花之际采之，则气足力全，既采之后，即须即时晒燥，藏诸缸瓮，则气足效宏，否则收采干

① 莳（shì 是）：栽种。

② 燠（yù 玉）：暖，热。

③ 胶柱鼓瑟：用胶把柱粘住以后奏琴，柱不能移动，就无法调弦。比喻固执拘泥，不知变通。

燥之后，作把堆藏，经年累月，任其风吹湿蒸，不但失其气味效能，反增霉菌之气而助病菌孳长，此不可不注者也。若能收采及时，再能贮藏合法，则效用完固，如医师对症处方无讹，则自可药到病除，效如桴鼓，此皆及时收采，保存合理之效果也。

贮藏各法

药品气味性质各有不同，效用亦因其异，而各有分别。若气味走失，效力即随之而弱，物质或受潮湿而生霉花，功用亦因之而微，所以贮藏各品，须各应其物，各顺其性而保管之，否则药犹是也，而功效已非是，谓朽药矣！谚云：朽药无良方。则病者遇之，岂不危乎？冤乎？则贮藏责任之重大，实关病者生死，岂可不注意及之乎？爰分芳香品、滋润品、油质品、燥蛀品、颜色品、粉制品、丸品、散品、胶品、膏品等十类，各应其宜，各顺其性，而包护贮藏之，略述大要如下。

芳香品

芳香药品，名目甚多，当分粗品、珍品二类，分述于下：

芳香粗药贮藏法：苏叶、藿香、荆芥、薄荷、香薷、佩兰、青蒿等香气草药，采于长成及时，气液皆足，采后切片，烈日晒干，庋[①]藏木箱、瓷缸，严密盖紧，使芳香之气不致散泄，以全效力，苟能煎服合度，则芳化湿浊、香透表达，立见神效。切弗因其价贱物多，任其风吹湿蒸，气味减损，不但失其效能，反增霉菌之毒，必致无益有害，故不得因粗药贱价而不重视，有所忽略，此粗药贮藏主要所当注意也。

芳香珍药贮藏法：麝香，功用全在香气，人人皆知严密贮藏，但一经

① 庋（guǐ 轨）：置放，收藏。

年久，无论如何，必稍散失，若欲使香气年久不散者，每贮藏[①]麝香七八钱，宜入龙涎香（广东药行有售）如黄豆大者一粒，放入麝香瓶内同藏，可以永久如新，剖麝香必有潮气水分，须在新石灰上藏放一宿，以待吸干水分，再入瓶中，虽历三五年之久，而香气不散如故。考龙涎香能吸收冰片、麝香之香不散，极为奇异，并可久用不坏，惟不宜食，非有毒也，食之则不少厘毫，原物仍由便中泻出耳（可参考拙著《龙涎香专考》）。

梅冰片质轻香烈，极易走散，宜同半红半黑相思子同瓶密藏，香亦不散，如同龙涎香合藏更佳。

沉香藏法：凡原块沉香及片沉香，用高口套盖锡罐密贮；已研粉末，则用小瓷瓶紧塞密贮，以不使香气外溢为主。

春砂豆蔻藏法：凡原粒春砂、豆蔻亦宜贮藏高口套口锡罐，若方用研成粉末者，亦宜用有盖锡罐或磁瓶紧塞密藏，以完固香气。

其他含有香气药品尚多，保藏要旨则以保存芳香气味，不使走泄为主，可于上述各法比例斟酌用之。

滋润品

凡滋润汁液丰富之品，一经遭受潮湿即行发霉生花，服食有损，如熟地、熟玉竹、元参等品，宜晒燥装入缸甏，密盖，庶几不失性味。

当归、白芍、党参、冬术等品，原货办到，随时依法切片晒燥，装入缸甏，盖密藏之，随时取用，则色味两佳，效力甚强。

天冬、麦冬，原货晒足，入甏盖密藏之，不使遭受潮湿为要。临用随时水淘，剖开晒干使用，忌用水浸剖开，致外皮汁液透出，减少效力。

萸肉，当采用肉厚色黑，拣去核，蒸熟晒燥，藏入甏内盖密，临用取之。

① 藏：原作“散”，据文义改。

五味子，亦须蒸熟晒燥藏瓶，盖密待用。

红杞子，宜出新时，进足拣净晒燥，每包四两，装入甏中，下置风化石灰包，庶长期干燥，色味不变，则效力甚宏。凡属滋润贵重之品，皆当仿此藏法。

油质品

瑶桂，重香味油质，倘若香散油枯，即无效力。贮藏之法，宜用长方套盖锡箱，箱底置放蜂蜜，约厚五六分，离蜜面寸许，置簿竹片竹排一层，上列瑶桂，须卷心向下，粗皮向上，使蜜气薰升，则瑶桂油质不致枯槁，气味亦得完全，庶色泽灵活，气味充足，效用更足。

柏子仁、麻子仁、蓖麻子等，均含丰富油质，若遇受潮，只能日晒干燥密藏，甏瓶盖密藏之，不可用火焙烘，致使油质外越，色味变坏，效用损失。

苏合油、茴香油、薄荷油等品，虽皆油质，均含芳香之气，宜装玻瓶，密封瓶口，务使香气不外泄，则效力自足。

大枫油、蓖麻油等，虽属油质，但无香气，瓶罐皆可装盛，亦宜密封，以免尘垢侵入。

阿魏，虽为块质，因含油质香气，亦宜瓶罐装盛密封，以免走失油气而损功效。

颜色品

丹皮切片，不宜日晒，一经日晒，则色变红褐，宜于有风之处阴干，则色白，再用纸包，每包半斤，放入石灰甏中，密藏则可色泽不变。倘未干燥，入甏之后即须变色，宜注意之。

玫瑰花、代代花、绿萼梅等品，收藏不能见日，宜用文火烘焙，分包放入石灰甏中，严密盖紧，务使香气不失、颜色不变为要。玫瑰花新花焙干，每百朵装一包，临用随取一包用之。

黄菊花、白菊花，出新时进足后，各用文火焙燥，入甏盖密贮藏，临用随取。

燥蛀品

凡具粉质而兼甘味之品，虽燥亦能生虫干蛀，下述数品，尤宜注意。

冬虫夏草，久藏每多虫蛀，每斤宜同番红花一两，夹拌藏甏，否则即有虫蛀之虞，或用川椒伴藏亦效。

南沙参、北沙参、泽泻、芡实、天花粉等品，皆宜猛日晒干，或用文火焙燥，入瓮时再入樟脑五六包，每包约四五分，夹置各药之内，则虫不能生。凡易虫蛀之品，更宜于霉伏之时预为吹晒。平日取用之际，盖宜轻手慢覆，不可猛力揭之，以免风气折入，盖风闭入亦能生虫也。故“風”字内有虫，即此意也。此为物理使然之实验事实，不可不知也。

谷芽、麦芽、米仁等品更易虫蛀，宜摊于板筛上面，于烈日中晒之，翻动数次，则虫蛀均从筛眼逃去。如无烈日，可用文火烘培，上覆匾盖，则虫自毙矣。

粉制品

百草曲、午时茶等，皆为芳香诸药合制而成，效用全在气味，因有粉质炼合，易蒸易蛀，宜用瓷瓶盖密，以全气用。

制半夏亦有香气，宜用锡罐贮藏，密盖，置放干燥之处，随时取用。

参贝陈皮、青盐陈皮质性滋润芳香，宜晒干，宜入锡罐或瓷瓶贮藏待用。

药品中粉制甚多，且具香气，又兼滋润，均宜干燥，藏于瓶瓮，盖密贮藏，以全气味功用。

丸　品

凡丸品，当分蜜炼、水泛、有香、无香四种，均须分别贮藏，不相混合，庶易取用。

丸品分水泛丸、蜜炼丸、有香气丸、无香气丸四种。有香气者，宜贮藏瓶罐；无香气者、水泛者、蜜炼者，可用布袋装置，各袋标明丸药名目，水泛、蜜炼修合另用布签书明，分袋系好装入甏内，仍宜注意潮燥，临用循签取丸，甚简便也。

散　品

散品均属粉末，如痧药类珍贵香品等，贮藏出售皆应装瓶，以固存香气而全效用。如无香气之粉末，亦须同样瓶贮盖藏，乃可保存，防止变坏。尚有石粉品如益元散、六一散、鸡苏散、碧玉散，无香无气，亦须装盛瓶罐盖密，以免尘埃侵入。此散品贮藏大要也。

胶　品

凡新胶制成方块阴干，每斤成包，先入重灰槁燥，俟二三日后，则换轻灰缸槁之。其间驴皮胶黏质丰富，韧力甚强，不致过燥而碎。鹿角胶黏质次之，惟龟板胶遇槁易于碎裂，故应改用轻灰缸槁之。如陈胶灰力过重，更易碎裂，效用上虽无差别，惟形式颇不雅观，亦不可不注意也。

膏　品

凡煎各种膏滋药品，必须用立冬节后天雨水或河水煎之，可藏至次年夏季，则不致变味，亦不霉花，故凡制备长年发售诸膏，皆须于冬令预先煎制，若以春水煎成之膏，至一月后即行发生水泡，作酸味，再十天即出白花生毛，此等药膏服之，补益效用皆失矣。救济之法，视其初起水泡时，味尚未酸，即入铜锅加水重熬至稠厚，即服之则仍有效，否则至半月后复又起花矣。故药肆煎胶煎膏，皆在冬令季节，以冬水坚强实故也，春水滔佚已变，故不可用，冬水煎膏可久贮藏，即此理也。

综上所述，不独采取及时，而煎膏用水亦取冬令可以久藏，亦有气节关系，而补益脏腑十二经脉，亦于一日十二时各有专达之时间，可知各有范围标准也。

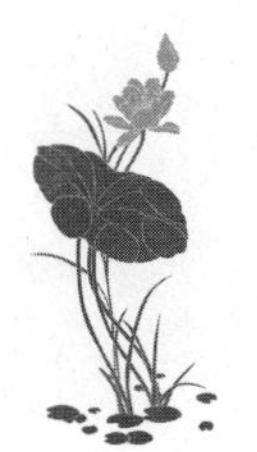

增订伪药条辨

清·闽县 郑奋杨肖岩 著
鄞县 曹赤电炳章 增订
江凌圳 整理

序

书有之作伪，心劳日拙，甚矣。作伪之无益而有害也。矧[①]物所以疗病，一涉于伪，则不足以救人，而反足以损人，甚者或竟至于戕人。以救人之药品，而至于损人、戕人，其害不为细，而实由于一伪字阶之厉[②]。吁！其可骇也。夫宋元以降，医与药分路而扬镳，货药者未必知医，而知医者未必货药。虽有良医，而药肆[③]多伪药，则良医仍无济于事。故良医良药，宜相辅而行，而决不容伪药赝鼎之杂出其间也。曩[④]者先君[⑤]致力于实学，而于医药尤多所考订，不佞[⑥]自髫龄[⑦]时，辄闻庭训，及之，由是于《灵》《素》以下，稍稍窥见门径。弱冠[⑧]之时，亲友之病者，相率就诊于不佞，治之颇有效，然终未敢自信，故嗣后[⑨]有请诊者，辄谢绝之。今老矣，鬓丝[⑩]禅榻[⑪]，专以鬻[⑫]诗文书画自娱。顾每闻有医学佳著，如渴骥[⑬]赴

---

① 矧（shěn 沈）：况且。

② 阶之厉：祸害的开端，导致祸害。

③ 肆：店铺。

④ 曩（nǎng 囊）：以往，从前，过去的。

⑤ 先君：已故的父亲。

⑥ 不佞（nìng 宁）：谦辞，犹言不才。

⑦ 髫龄：童年，幼年。

⑧ 弱冠：古代男子二十岁行冠礼，表示已经成人，但体还未壮，所以称作弱冠，后泛指男子二十左右的年纪。

⑨ 嗣后：以后。

⑩ 鬓丝：亦作“鬓丝”，鬓发。

⑪ 禅榻：禅床。唐・杜牧《题禅院》诗：“今日鬓丝禅榻畔，茶烟轻扬落花风。”

⑫ 鬻（yù 玉）：卖。

⑬ 渴骥：口渴的骏马奔向水泉，形容劲急貌。

泉而不能自止，尝慨夫伪药之乱真，欲著一书以问世，而人事匆促，学殖荒疏，因循不果。四明曹君炳章邃于医药学，临诊以外，孜孜于著述无倦容，近又取闽县郑子肖岩所著《伪药条辨》而增订之，条分缕析，博大精微，可谓尽善尽美。足以为伪药之棒喝[①]，禹鼎[②]铸奸，不是过也，作伪之风，其可因是而稍弭[③]乎。民无夭札[④]，将以是书为左券[⑤]，独是不佞所有志而未逮者，而曹君乃奋笔而成之，非所谓有志者事竟成耶。兹付剞劂[⑥]，爰乐而序之。

中华民国十七年[⑦]九月九日

绍兴余祥池序于仰师宾学净室之四积轩

---

① 棒喝：佛教禅宗祖师接待来学的人时，常常当头一棒或大声一喝，促其领悟。比喻警醒人们的迷误。

② 禹鼎：传说夏禹以九牧之金铸鼎，上铸万物，使民知何物为善，何物为恶。

③ 弭（mǐ 米）：平息，停止，消除。

④ 夭札：遭疫病而早死。《左传·昭公四年》："疠疾不降，民不夭札。"杜预注："短折为夭，夭死为札。"

⑤ 左券：古代称契约为券，用竹做成，分左右两片，左片叫左券，是索取偿还的凭证。后来说有把握叫"操左券"。

⑥ 剞劂（jī jué 几觉）：雕版，刻印。

⑦ 中华民国十七年：1928 年。

绪　言

博物固难，而于药材不得不求博焉；用药犹难，而于物性不得不求达焉。胡可人云亦云，而不致思哉！观唐显庆重修《本草》，孔约[①]之序有言曰：动植形生，因方舛[②]性；春秋节变，感气殊功。离本土则质同效异，乖采摘则物是时非。此数语者，诚概括神农尝味，雷公炮炙之微义，犹举医家之能事矣。无如近世业医之士，率承父师之庭训，沿习方士之俚谈[③]。既未曾阅历山川，访众材之出处，又不能搜罗经史，采明哲之讨论。即《本草纲目》一书，乃药品之艺林，材用之渊薮[④]，孰能细为考证？即或悉心研求，而传讹亦甚多。无怪乎习于道听途说，并惑于市侩妄言，致使真材被弃，赝物风行。如"大黎子"伪充"巨胜"，"相思子"混当"赤豆"，诸如此类，不胜枚举。沈萍如云：天地之于万物，生长收藏，本具五行之理；温凉厚薄，乃随九土之宜。然亦有禀性悬殊，而秋生夏死，春萎冬荣之不同。如夏麦冬瓜，腊梅秋菊，各以时荣，天下皆然，习见不异者，扩而充之，则蜀之稻，一岁二艺；滇之罂粟，四时皆花；滇黔瓜茄豆蔓，逾

---

① 孔约：经学家孔颖达之子，孔子的第 32 世孙。唐代医学家兼官吏。尝任礼部郎中兼太子洗马，弘文馆大学士之职。唐显庆四年（659 年），奉敕与苏敬等人共同修纂《新修本草》，孔氏为本书写序。

② 舛（chuǎn 喘）：错，违背。

③ 俚（lǐ 里）谈：民间的，鄙陋的议论。

④ 渊薮（sǒu 搜）：比喻人或事物集中的地方。渊：深水，鱼住的地方；薮：水边的草地，兽住的地方。

冬不凋；松本长青，而六诏[①]松针，交春黄陨；梅魁春首，而滇中梅蕊，腊尽花开；蓖麻干空如竹，西赕成木如拱。仙人掌，草木也，他处遇霜即萎，滇南可列莳[②]方丈，以作垣篱，开花如瓠，结果如瓜。此多诸家本草所不载，皆由方土气候之不齐，而致物性种类亦不一。不独此也，且收药储材，犹当审其收采之时候，察其方土之寒燠，达其物性之变更，揆之于理，而后乃收其效，非可以一隅之偏论，胶柱鼓瑟[③]耳。假如植物之皮、叶、根荄、花、蕊、子、仁之类，而必采摘有时。若杜仲、黄柏、秦皮等，其用在皮，理当取之于夏，因夏时浆发于皮，力全而功倍，春则浆未升，秋冬则浆已降，浆收皮槁，效用已失。地骨、丹皮、芎、归、地、芍，则亦宜各因其长盛之际而采之。其他如山草类之芩、连、知、贝，本多野生者佳，取用其根，宜于秋冬为胜。若椿樗、五茄等乔木之根皮，则亦宜采于落叶之时，其浆液归根，效力亦胜。至于杏、桃、果、瓜之仁核，类多收于夏秋。余目睹夏食未熟果瓜之核仁，多瘪薄无肉，可见未至其时，而生长不足也。若夫甘菊、忍冬、凌霄、密蒙等花，以及苏叶、藿香、薄荷、荆芥、青蒿、佩兰等芳草之类，则各乘盛时而采之，则气足力全，既采之后，必当即时晒燥，庋藏[④]箱缸，使芳香之气不散。苟煎服合度，效能更胜，否则或收采失时，及任其风吹湿蒸，不但失其气味效能，且增加霉毒，暗助病菌孳长，此不可不知也。苟能收采合时，炮制遵法，必须理有可循，再加亲知灼见，屡经试验，方可传信。乃今药肆射利，在小铺则以伪乱真，以紫乱朱，但求名状相似，不别效用冰炭，甚则“黑明角”充“犀角”，

---

① 六诏：唐代位于今云南及四川西南的少数民族六个部落的总称，即蒙雟诏、越析诏、浪穹诏、邆赕诏、施浪诏、蒙舍诏。“诏”义为王或首领。其帅有六，因号“六诏”。唐开元二十六年后，蒙舍诏并吞其他五部，因其在五部南（今巍山县南境），史称南诏 。其地在今云南及四川西部。

② 莳（shì 是）：栽种。

③ 胶柱鼓瑟：鼓瑟时胶住瑟上的弦柱，就不能调节音的高低。比喻固执拘泥，不知变通。

④ 庋（guǐ 鬼）藏：收藏，置放。

"山羊角"混"羚羊",只求己利,不惜人害;在大铺则但求形色雅观,进值高昂,不别性质良窳[①],如半夏用蜀产,而不用浙产。橘红用川产,不用建产。大抵川夏颗大,形式雅观,浙产粒小,不知川夏质松,落水即胖,且力薄性劣,较之浙夏质坚味厚,功力皆宏者,大不相同。橘红之用川产,亦因平薄无瘢痕,建红卷小有瘢痕,而形色虽不雅观,然气味浓厚,不若川红之味淡气薄耳。甚至医方上书明苍术而用茅术,书明於术而用江西术。以苍术、於术价贱,茅术、江西术价贵,以价贵贱分高下耳,不知效能各有擅长,如苍术燥湿,茅术利湿,用处不同;於术健脾,江西术生津,补法悬殊。诸如此类,亦不胜枚举。前数年前吾绍亦有相沿此恶习,近时则已改良之,然世人茫然不察,致将确能治病之药,嫌其轻贱而不用,反以重值购求不对病之赝品为神丹,直至不效。亦不自认误药之过,而惟委之天命而已。呜呼!吾国药物不改良,医学无从进步,欲求其改良之道,必须从医药共同研究始,如上古神农尝医,中古韩康[②]卖药,皆医士而兼药剂师也。自赵宋设立和剂药局,售药虽有专肆,而仍有医师指导售卖者也。不若近世医自为医,药自为药。行医者,只辨性味处方,不明药品之真伪;卖药者,只知形色雅观,不知炮制之精当。至于产处之道地与否,丸散膏丹之遵古与否,医师即不调查,药师亦不报告,分道扬镳,两不相谋,执而不变,岂有进步哉?际此中医药竞争图存之时,医与药必须共同一气,将一切沿习积弊,一一设法改良。

炳章自幼娴药习医,至今仍以此为衣食谋,具有切身之关系,常蓄医

① 良窳(yǔ 与):精粗,好坏。

② 韩康:汉赵岐《三辅决录》卷一:"韩康,字伯休,京兆霸陵人也。常游名山,采药卖于长安市中,口不二价者三十余年。时有女子买药于康 ,怒康守价,乃曰:'公是韩伯休邪,乃不二价乎?'康叹曰:'我欲避名,今区区女子皆知有我,何用药为?'遂遁入霸陵山中,博士公车连征不至。"事亦见《后汉书·逸民传·韩康》。后遂以"韩康"借指隐逸高士。亦泛指采药、卖药者。

药革命之决心，恨无实行铲除能力。于民国二年春，爰集同志组织和济药局为改良之创始，订正丸散膏丹方书，编著膏丸说明，考定传讹药品，撰述《规定药品之商榷》等书。刊印以来，传诵遐迩[①]。荷蒙[②]海内同志所欢迎，纷纷报告改良者，已有十余埠之多。余故友郑君肖岩亦夙[③]具此心，著有《伪药条辨》一书，邮示于余，嘱余评注撰序而刊行之。余捧诵一周，其间所采伪药，计百十一种，能将传讹作伪等弊，从实验条辨发明，与余《规定药品之商榷》，可谓无独有偶。惜门类不分，而药品产地丛多，质性不齐，未免遗漏。炳章爰将各药别其门类，分订四卷，间有实验识见鉴别条下，惟郑君原文，不敢更动只字。虽然吾国地大物博，岂能尽我二人所见，无非先创其例，以吾二人着先鞭耳，凡增补之，订正之，请质诸海内外医药经验家及博物家，果能相与有感，以臻完美，正不独吾道药界之幸甚，而天下苍生亦幸甚也夫。

中华民国十六年七月□日

四明曹炳章序于绍城和济药局

① 遐迩：亦作“遐尔”。远近。

② 荷蒙：犹承蒙，承受。

③ 夙：素有的，旧有的。

陈序二

天下惟似是而非者，辨之不容不早，亦绝之不容不严。莠之乱苗，紫之夺朱，其近在目前，而尽人能识者，圣人犹恶焉。进而有关乎生人性命之原，世道淳浇[①]之故，而又为人所难辨者可知矣。肖岩茂才[②]，余通家子也，承累世青囊[③]之学，居恒出其术以活人，辄应手起，盖其诊脉处方，不特于腑脏之伏也，血气之留也，空窍之塞也，关鬲之碍也。必洞见其癥结，下及阴阳燥湿之宜，佐使君臣之法，亦皆考之必力，用之必神。故采药之道地新陈，采取时节，炮制经方，均讲之有素，每恨牟利之徒，贩售伪药，夭札生灵。爰即生平耳目所关，严加考究者，凡若干种，厘为《伪药条辨》。以为此固尽人所难辨，而又尽人所当辨者也。书成，问序于余，余维[④]今之医者，识时方数种，读《本草》一书，辄诩诩然[⑤]号于人曰：邱之虫，吾知其为贝母也；原之堇，吾知其为乌头也；墙之茨，吾知其为蒺藜也；谷之蓷，吾知其为茺蔚也。台赓缁撮，吾知其为香附之称；鬯荐黄流，吾知其为郁金之号。究之赤箭青芝，饱读雷公之赋；露苗[⑥]烟蕊[⑦]，未

① 淳浇：指风俗的淳厚与浇薄。

② 茂才：即“秀才”。东汉时，为了避讳光武帝刘秀的名字，将“秀才”改为“茂才”，后来有时也称“秀才”为“茂才”。

③ 青囊：借指医术、医生。

④ 维：以，因为。

⑤ 诩（xǔ 许）诩然：自得貌。

⑥ 露苗：带露水的草木幼苗。唐・曹唐《送羽人王锡归罗浮》诗：“最爱葛洪寻药处，露苗烟蕊满山春。”

⑦ 烟蕊：水气蒸润的花蕊。

提风伯[①]之笼。《素问》即或成书，赭鞭[②]未尝别味，问名则是，课实则非，当夫真假杂陈，未有不懵然[③]罔辨者。无他，耳食[④]虽详，而讲求无本也。今肖岩世兄以霹雳手，运菩提心，良楛[⑤]斯分，真假立见，使牛鬼蛇神，无从逃温峤之犀[⑥]；而马勃牛溲[⑦]，皆得奏医师之效，将见向之草菅人命，渔利贩售者，无所往而可试其欺。因而愧悔之萌，良心复发，未始非由浇反淳[⑧]之一机也，然则是书之有功于世道，岂浅鲜哉。余故乐为之序焉。

时光绪辛丑[⑨]春和之月　世愚弟陈赞图拜撰

① 风伯：神话传说中称主司刮风的天神。

② 赭（zhě 者）鞭：相传为神农氏用以检验百草性味的赤色鞭子。

③ 懵（měng 猛）然：不明貌。

④ 耳食：指传闻。

⑤ 良楛（kǔ 苦）：精良与粗劣。

⑥ 温峤之犀：温峤是古代一政治家、军事家。曾点燃犀牛角来照明，看见水下灯火通明，水怪奇形怪状。比喻能敏锐地洞察事物。

⑦ 马勃牛溲：亦作“牛溲马渤”。牛溲，即牛遗，车前草的别名。马勃，一名屎菰，生于湿地及腐木的菌类。两者皆至贱，均可入药。唐·韩愈《进学解》：“玉札丹砂，赤箭青芝，牛溲马勃，败鼓之皮，俱收并蓄，待用无遗者，医师之良也。”

⑧ 由浇反淳：回复到人本来的淳厚、朴实的状态或本性。浇：刻薄。淳：朴实。

⑨ 光绪辛丑：1901 年。

自序三

古者医自采药，司岁备物，能得大地之专精，故治十得九，奏效如神。降及后世，人心不古，疑信参半，医者避嫌，但求诊脉处方，无愧我心。凡药之采取时节及出产土地，新陈真伪，一概不讲。医与药判为两途，药与病漓为二致。用药之权，反操自药肆，其自顾招牌，以图驰名者，尚堪见信。有一种市利之徒，贪营之心重，则利济之志泯，得一药则赚一药之利，制一药则损一药之功，以伪乱真，以贱抵贵，巧诈相尚，夭札生灵，其流弊伊于胡底[①]耶。余世读《活人书》，自束发仰承庭训，即闻有伪药之弊，阅历虽久，闻见难周。今春上元旋乡，与翥如从弟谈及，渠复示伪名三十余味，书将脱稿，又承郭表弟叔雅检示十六味，重为辨纂。不意四十年来，假药混售，有许多名色，病家罔识，药贩昧良，若不详细研究，大声疾呼，则草菅人命，未始非医者之咎也。故不避嫌怨，著为《条辨》。知我罪我，亦听诸人矣。岂有他哉，不得已也。

光绪辛丑仲春之月谷日　闽县郑奋扬肖岩谨识于袖海庐

① 伊于胡底：到什么地步为止，不堪设想的意思。

伪药条辨例言

——此书专为辨别药之真伪而作。凡药性、气味、功用，行何经络，专治何病，各家本草业已详明辨释，故考证从略。

——诸药有天生地产之正所，则为道地正品，若土人迁地移栽地土不宜之处，即是不良。或亦兼产遍地，皆称道地者。

——书中所列伪名，如大小稀、副先、冲剪等类，乃药肆通称之名，非假药之本名，欲绝流弊，先记伪名。

——药之形色气味，经药肆剉切之后，不易辨识，故是书仅就药之本质者证而言之。

——所辨伪药，只就闻见所及言之，尚望海内高明，匡[①]其不逮。

① 匡：辅助，帮助。

劝戒刍言[①]

——**劝办药宜真也** 余闽人，在闽言闽。闽地僻处海峤[②]，凡两广及外洋要药，皆自香港办来，江、浙、川、陕、辽、冀各地道皆自上海办来，全省大小药肆多向南北帮购置。此书所列伪药，十有六七非闽省所产。药栈为药店领袖，必当办运真药以利济群生。回忆二十年前药帮传单议禁，实为无量功德，不意日久玩生，禁者自禁，而售者自售。夫药之真伪，医家病家，固未能周知，药栈无不知之，明知故作，又奚可哉。窃[③]愿好善君子，存仁交义取之心，矢[④]济世济人之志，清流塞源，永远禁绝，则广种福田，不仅鄙人持一瓣香祷祝以求之耳。

——**劝贩药宜审也** 凡药栈之庄友，药商之经手，一切办货批货，均须验明正地道货色，如遇有假药，货宁缺而不买，价虽贱而不收。存利济之善心，绝钻营[⑤]之贪念，即外府州县，穷乡僻壤，客载来省购货，亦须认货交易，勿贪小利而昧天良，勿便私图而害人命。语云：救人一命，胜造七级浮屠。彼苍福佑善人，报施原不爽也。

——**劝买药宜慎也** 凡病家请医治病，为其欲愈也，有真方无真药，卢扁[⑥]莫何。凡一方到手，须问明方中有无要药，特向药铺只取真药，不

---

① 刍言：浅陋的言论。多用为自谦之词。

② 海峤：海边山岭。

③ 窃：私自，暗中。

④ 矢：誓。

⑤ 钻营：找门路，托人情，谋求私利。

⑥ 卢扁：即古代名医扁鹊。因家于卢国，故又名“卢扁”。

论价钱。与其服伪药数十剂而无功反害者，何如服真药一二剂而奏效如神也。勿先评价钱而后购，勿第贪便宜而相商，凡方中有涉假药者，尤宜审问而明辨之，自不至为其所误矣。

——劝用药宜谨也 医为司命之人，临证开方，凡方中有涉及假药者，须与病家详说某药有假，购药时切宜明辨，为之提醒，自不知坠其术中。在我稍费片言，于人受益匪浅。至贵重之品，如人参、牛黄、麝香、琥珀、海狗肾、麒麟竭、珍珠、阿胶、犀角、羚羊之属，尤宜谨慎，倘无真药，徒费病家之钱，于病无济，必不得已而用之，须嘱力求真品，或能稍收功效。吾愿同志诸君，力挽颓风，随时随地，留心察访，严别真假，以立吾道之防，则活人之心，差堪[①]稍慰已。

——劝买宜诚也 项元麟[②]曰：病家买药，原系去病求生，固非泛常日用者可比，幸勿希图价廉，多打折扣，过意拖欠，使彼货卖之家，折本含怨。请思经营问利，谁甘亏折，不得已将形色相似者代之。孰知云泥之隔，冰炭之殊。买药者惟图价值便宜，服药者亦大受其损矣。病情轻，尚可苟延残喘，病情重，以致殒命捐躯。买卖之际，生死交关，其可不慎？况世俗皆以药业为暗行，不知其如何利息，殊不知剔选正药，去头除梢，再去泥杂没屑，沾惠甚微，偶或骤让，甚至净欠不还，以致卖者进货折本不计。所以买者贪而无诚，而卖者作伪，亦毋怪其然矣。又有土人商贾，鱼目混珠，来路不清，亦非关药肆之弊，乃进货者经验阅历不到，受人欺骗耳，罪在奸商贪利忘义之徒。总之药之良窳，关人生命，宜各本天良，搜精探髓，不避天下射利者恚怒，恪遵天道好生为念。卖者，买者，思之，味之。

---

① 差堪：略可。

② 项元麟：清代医家。著有《本草明辨》。

卷　一

山草部

人参一

真人参，以辽东产者为胜。连皮者，色黄润如防风；去皮者，坚白如粉。肖人形，有手、足、头面毕具[①]香，有神，故一名神草。产于地质最厚处，性微温，味甘兼味苦，生时三丫五叶，背阳向阴，故频见风日则易蛀。陶贞白[②]云：纳新器中密封，可经年不坏。李言闻[③]云：凡生用，宜㕮咀，熟用，宜隔纸焙之。或醇酒润透，㕮咀焙熟。并忌铁器切片。月池翁尝著《人参传》二卷，言之甚详，不能备录。近代货缺价昂，假者皆以沙参、荠苨[④]、桔梗采根造作乱之。考沙参体虚无心而味淡，荠苨体虚无心而味甘，桔梗体坚有心而味苦。而人参体坚有心而味甘味苦，自有余味。煎之易烂而渣少，气味形色，原自可辨。所恨谋利之徒，伪造混售，以乱真

---

① 毕具：齐全，完全具备。

② 陶贞白：指南朝齐、梁时期的道教思想家、医药家、炼丹家、文学家陶弘景。

③ 李言闻：明代医家。字子郁，号月池，湖北蕲春人。为李时珍之父，为邑中名医，尝任太医院吏目。

④ 荠苨：药草名。又名地参。根味甜，可入药。明·李时珍《本草纲目·草一·荠苨》引陶弘景曰："荠苨根茎都似人参，而叶小异，根味甜绝，能杀毒，以其与毒药共处，毒皆自然歇，不正入方家用也。"

品。甚至因人参价贵，有以短折长者，谓之接货。以小并大者，谓之合货。必先用水潮过，原汁已出，又用粉胶粘扎蒸烘做成，力薄而易变。又有以汤泡参自啜，乃晒干烘燥，做色复售，谓之汤参。江淮所出土木人参，多荠苨混充，层出不穷，欺人太甚。今欲辨真伪，不如用苏颂之一法，但使二人同走，一含人参，一空口，度走三五里许，其不含人参者必大喘，含者气息自如，其人参乃真也。然必使年岁体气相若之人，行之方准，否则反至误事。夫富贵人平时卫生[①]，喜服人参，误购赝品，虽无裨益，尚未大害。倘购假参以治大病，则害立见，匪特[②]不能升提中气，抑且反贼脏阴。盖荠苨、桔梗、沙参，性皆降下，如上损下损，虚寒之体，垂危之症，服之则去生反速，吾见亦多矣，可不慎欤?

炳章按：人参，多年生草根也。长者八九寸，短者二三寸。略似人形，故名人参。产吉林，以野参为贵，故又谓吉林参，或曰野山参，叶似掌状复叶。《东陲游记》[③]云：辽东人参，产宁古塔，即今吉林宁安县地。四月发芽，草本方梗，对节生叶，叶似秋海棠。六七月开小白花，花白如韭，大者如碗，小者如钟。八月结子，若小豆而连环，色正红，久之则黄而扁。初生一丫，四五年两丫，十年三丫，久者四丫，每丫五叶，茎直上。即《扈从东游日记》所谓百丈杵也，高者数尺余云。考其产处，有人工培植者，有天然野生者。如为凤凰城及船厂产者，种植为多。而宁古塔产者，野生为多。总之人参野生，历年愈久，性愈温和，其精力亦足，因其吸天空清静之气足，受地脉英灵之质厚，故效力胜也。吴渭泉云：真野生人参，山中少出。今市肆[④]所售，皆秧种之类，其秧种者，将山地垦成熟土，纯用粪料培养之，受气不足，故质不坚，入水煎之参渣即烂，嗅之亦无香味。

① 卫生：养生，保护生命。

② 匪特：不仅，不但。

③ 东陲游记：清末甘肃新疆巡抚袁大化编著。陲，指边疆，国境，靠边界的地方。

④ 市肆：市场，市中店铺。

阴亏之证忌用。故秧种一出，而参价遂贱。而野山真参，更不可得也。因野参采取难，且出额少。不使其年久滋养长大耳。又且产参之山险峻，多虎狼毒蛇，故走山者，常有伤生。《东陲游记》又云：走山采参者，多山东、山西等省人。每年三四月间，趋之若鹜，至九十月乃尽归，其组织以五人为伍，内推一人为长，号曰山头。陆行乘马，水行驾威弧（以独木雕成，首尾皆锐），沿松花江至诺尼江口，登岸随山头至岭，乃分走丛林中，寻参枝及叶。其草一茎直上，独出众草，光与晓日相映，得则跪而刨之，日暮归窠，各出所得，交山头洗剔，贯以长缕，悬木晒干，或蒸而晒之，晒干后，有大有小，有红有白，土人贵红而贱白，大抵生者色白，蒸熟则带红色。近世以白者为贵，名曰京参，其体实而有心，其味甘微兼苦，自有余味，即野山真参是也。《龙江乡土志》云：野山参，有米珠在须，其纹横。秧子参多顺纹，无米珠。所谓秧种者，即凤凰城及船厂产者是也。凤凰城之货，形色白秀，体松而瘦长，皮色多皱纹，皮熟者少，味甜，因用糖汁煮过，无余味。近人所谓白抄参、移山参、太子参，皆其类也。船厂产者，其地二百里内外，所产较凤凰城稍坚实，且红润可观，味苦微甘，其空松者亦多，俗所谓厂参，今俗名石渠子是也，皆不道地。如郑君所言有沙参、荠苨、桔梗做充之品，而近时则所未见未闻。且人参形状，代有变态。据近时辨之，体态宜坚白，皮宜细紧，有横皱纹。芦蒂宜凹陷，丫节宜多。丫节多，年份多也。味宜甘中兼苦，要有清香气而有回味，方是上品，否则皆属侧路，不可不知也。

别直参二

别直参，即高丽参。以野山所产为上品。近日价值甚昂，有以副野伪充者，即新山所产也，色白味淡，纹稀，虚寒之体，服之作泻，且煎熬之后，参片糜烂，不比真者参片完固，以此辨之，便知真伪。闻又有抄参、糖参二种，以之混充，则殊碍卫生。

炳章按：抄参、糖参二种，乃人参之种参。前人参条下已辨明，与别直不同，别直，产韩国，即古之高丽。其产参之地，如京畿道之松都、龙仁，平安道之江界，全罗道之锦山，忠清道之忠州，其间以松都产者为最胜。红参制造官厂在焉，其地在韩京之北二十余里，四面皆山，居北纬三十八度，寒暑之差殊甚。如松都产者，以金刚山出者，曰金刚参，为最上品，即今正官别直也。而拳头参次之，且有官私之别，红白之分。官参，松都所产，由义州出关，加以重税；私参，别处所出，多偷漏出口，故曰私也。《广报》云：白参虽不行于内地，而实则红参鲜时亦是白参制成，不过加附子水以酿其色，价且较白参为昂。及考其性，红参又远不逮白参之和平，故土人无食红参者。盖别直虽为种品，如历年愈久，质味愈良，古时每栽七年而采，后则五年而采。近世韩国割让日本，日人多精农学，教以人工栽培速成之法，三年即能采买。故其受气逐年薄弱，而性味效能亦年不如年也。凡辨真伪，若真正官别，体态圆方形而直，芦头大，与身混直而上，皮面近芦有细横皱纹，中身细直纹，杈须则无纹，味苦兼微甘，鲜洁而有清香气，煎淘多次，汁清而参仍不腐烂，此为最上之品。近时射利之徒，多以厂参伪充，即俗所谓扁刚、石渠子是也。考厂参中身大，芦头小，颈细，杈下亦粗圆而大，皮纹直而粗，味苦而兼涩，煎淘汁混，参亦腐化。以此可辨为赝品。苦厂参以矿灰同贮藏年余，参性受灰炕燥过度，形质因此坚致，煎之亦汁清不烊，其味仍苦兼涩，总不若真别直质味之清香鲜洁也。

剪口参三

伪名冲剪，以太极参及大小稀头尾，假冲洋参剪口，色白，味不苦。按剪口之货，吾省盛行，才有数年，因参价钱昂贵，市肆将洋参头尾切下，名为剪口。昧者不知，疏方竟用剪口参。考诸本草，未闻有剪口之药，今即洋参，可用连类而成。为爱惜物力起见，孰料又有一种冲剪为之混乱耶。奉劝医家勿用，病家勿购，则不为冲参所误耳。

炳章按：剪口参，种类甚多，如参头、东条、别折、大尾、中尾、细尾、夹尾之类是已。所云剪口者，乃是闽地药家之命名耳。郑君所云洋参剪口者，即东条也。以东洋参之尾，蒸熟干之。大尾、中尾、细尾、夹尾等类，皆从船厂参（即石渠子、扁刚参）傍枝剪下，以枝条之粗细，分大、中、细、夹等尾名目。近今市售，伪名别条是也。又有别折一种，以扁刚参之形态不正者，剪去头尾，名曰参头，其中身名曰别折，皆为侧路，藉以混乱别直参也。若中虚者误服之，立时胸腹胀满，医者不可不知也。

西洋参四

西洋参，皮色微黄者，以小稀充之，皮色纯白者，以冲白搀之，其味不苦。又以苦参煎汤，浸而晒之，虚寒之体，误服即泻。花旗所产，又有一种肉色黄者，价最贵，竟以新山之太极参伪充之。近人方剂喜用洋参。若以贵价买假药，且于病无益而有害，洵堪浩叹。用者慎之。

炳章按：西洋参，形似辽参而小，产于美国。向来只有光、白二种。近时更增毛皮参一种。因光参由日本人作伪，以生料小东洋参，擦去表皮，名曰副光，售与我国。贪利市侩，伪充西参以害同胞，天良丧尽，耻莫大焉。盖西参滋阴降火，东参提气助火，效用相反。凡是阴虚火旺，劳嗽之人，每用真西参则气平火敛，咳嗽渐平。若用伪光参则反现面赤舌红，干咳痰血，口燥气促发现诸危象焉，以致医者见西参有裹足不前之感。故近年美商有不去表皮之毛西参，运入我国，意在杜绝某国狼人之作伪，讵[1]知通行未逾十年，而某国原皮伪毛参又混售市上。病家服药，可不慎欤。伪西参之为害即如此，而卒不能革除者，何也？因真西参之价，每斤八九十元，而伪参每斤仅八九元耳。贩卖真参者，得利甚微，混售伪参则利市十倍。我国商人大抵目光浅短，素少公众道德观念，只知孳之为利，不顾有害于民众，作伪者所以有如是之盛也。

至欲鉴别其真伪，必须分气味、形色、性质。真光西参，色白，质轻，性松，气清芬，切片内层肉纹有细微菊花心之纹眼，味初嚼则苦，渐含则兼甘味，口觉甚清爽，气味能久留口中。若副光伪参，色虽白，质重而坚，内层肉纹多实心，无菊花心纹眼，亦无清芬之气，嚼之初亦先苦后甘，数咽后即淡而无味，不若真者能久留口中。毛西参，皮纹深皱，微灰黑色，内肉松白，质亦轻，性松，气清芬，味苦兼甘，含咽清爽鲜洁为道地。伪毛参，皮纹深陷，质坚实，味微苦中兼微甘，后即淡而兼涩味黏舌者，此即伪也。如郑君所谓苦参煎汤浸入，亦非其本有之味也。苟误用之，亦属有害无益。愿卫生家注意之。

东洋参五

以东洋新山所出之参，皮肉俱白，味淡不苦者伪充之。虚寒之体不宜服，服之则泻。按老山太极参，产东洋，皮色黄，肉带老黄，扁而横纹，中有菊花心者为贵。市肆所办，凤记以上至旭记字号，均皆可用，价亦不昂，用者当知所择也。

炳章按：东洋参，为熟参之一种。日本云州产者曰老山参；会津产者曰新山参。老山参形条边圆，或三角棱，皮黄白色，近梢处有红点刺，味甘微苦兼微甘，气微香，煎汤清而黄赤色者为道地。新山参形条浑圆，皮色黄白而淡，无红刺点，气味较老山参淡薄耳。又如日记一种，形条虽极

① 讵：岂，怎。

粗，然色白无神，味兼涩，煎汤混浊，如淡米泔，切片贮藏，能起白霜。此种参出于阴山肥土，用人工栽培二年即成，为侧路，实不堪入药用。若老山参，栽于阳面之山，得天然阳气最足，凡阳虚气陷，久痢脱肛之症，尚有寸效。至于宇宙、天凤等记为名者，非分高下，实辨别枝条大小而作记号也。新山、老山，皆以大小为记。用者总以认识货物，辨明高下为主要，亦不能以包袋为标准，缘包袋可改换耳。

人参叶六

人参叶，乃辽东真参之叶。气清香，味苦微甘，其性补中带表，大能生胃津，清暑气，降虚火，利四肢头目。浸汁沐发，能令光黑而不落。醉后服之，解酲[①]第一。以色不黄瘁，绿翠如生，手挼之有清甜香气者，真品也。率多参客带来饷客，颇不易购。市肆所售参叶，不知何种树叶伪充，勿服为是。

炳章按：项元麟云：各种参叶形状相似，难分真伪，然皆苦寒损气败血之物，未可视为补药。此乃益中含损，如麻黄发汗，根节反止汗之意。赵恕轩[②]云：大率补者多在根，叶乃枝节之余气，不可以言补也。参叶虽禀参之余气，究其力止能行皮毛四肢，性带表散，与参力远甚。近时妇人以参叶塞于发内，能令光黑而不落，醉后食之解酲云云，未识验否，然观近时市上通行者，决非树叶伪充，惟何参之叶，且难断定耳。

北沙参七

伪名洋沙参，色带黄，味辣不甜。又有南沙参，皮极粗，条大味辣，性味与北产相反。按此沙参色白条小而结实，气味苦中带甘。故《本经》

① 解酲（chéng 成）：消除酒醉状态。

② 赵恕轩：名学敏，号依吉，清代钱塘（杭州）人，著有《本草纲目拾遗》。

云微寒，又云补中益肺气。于以上所述二种之伪品，味既辛辣，又安能补益乎？

炳章按：北沙参，山东日照县、故墩县、莱阳县、海南县俱出。海南出者，条细质坚，皮光洁色白，鲜活润泽为最佳。莱阳出者，质略松，皮略糙，白黄色，亦佳。日照、故墩出者，条粗质松，皮糙黄色者次。关东出者，粗松质硬，皮糙呆黄色，更次。其他台湾、福建、湖广出者，粗大松糙为最次。不入药用，惟无外国产。所云南沙参为块根，亦能补肺。郑君云有辣味，或别有一种耳。

党参八

党参种类不一。《纲目拾遗》引《翁有良辨误》云：党参功同可代人参，皮色黄而横纹有类乎防风，故名防党。江南徽州等处呼为狮头参，因芦头大而圆凸也。古名上党人参，产于山西太行山、路安州等处为胜。《百草镜》有云，亦有白色者，总以净软壮实，味甜者佳。嫩而小枝，名上党参。老而大者，名防党参。味甘平，补中益气，和脾胃，除烦恼，解渴，中气微虚，用以调补，甚为平安。今有川党，盖陕西毗连，移种栽植，皮白味淡，有类桔梗，无狮头，较山西者迥别，入药亦殊劣不可用。近肆中一种黄色党参，有用栀子熬汁染造者，服之涌吐。更有一种小潞党参，皮色红者，乃矾红所染，味涩不甘，皆赝物也。用者宜明辨之。

炳章按：前贤所谓人参，产上党郡，即今党参是也。考上党郡，即今山西长子县境，旧属潞安府，故又称潞党参。其所产参之形状，头如狮子头，皮细起皱纹，近头部皮略有方纹，体糯糙黄色，内肉白润，味甜鲜洁，为党参中之最佳品。其他产陕西者，曰介党，亦皮纹细皱，性糯，肉色白润，味鲜甜，亦为佳品。如凤党皮纹虽略糙，性亦糯软，味亦甜。产四川阶州文县者，曰文元党，皮直纹性糯味甜，芦头小于身条，皆佳。又一种川党，俗称副文元，产川陕毗连处，性粳硬，皮粗宽，纹粗，肉色呆白，味淡，为次。产禹州者曰禹路，产叙富者曰叙富党，皆粗皮直纹，性硬，肉燥，呆白色，味淡，皆次。产关东吉林者，曰吉林党，皮宽粗而糙，头甚大，如狮子头，肉白燥而心硬，味淡有青草气，价甚贱，为党参中之最次，食之腹满。其余种类甚多，未及细辨。总之以皮纹细横，肉白柔润，头小于身，气带清香，味甜鲜洁者皆佳。若皮粗肉坚或松，味淡，气腥如青草气者，皆为侧路，以此分别，最为明晰。如郑君云：有用栀子煎汁染造者，及皮红以矾红所染者，云云，此等赝物，我江浙未之见也。

田三七九

假田三七即莪术假造混充，误人匪浅。按田漆即山漆，一名三七，以叶左三右七，故有是名。产广西南丹诸州番峒深山中，采根曝干，黄黑色，团结者状似白及，长者如老干地黄，亦有如人形者。有节，味微甘而苦。能止血、散血、定痛，匪特为金疮圣药。或云试法以三七糁猪血中，血化为水者真，用者不可不明辨也。

炳章按：三七，原产广西镇安府，在明季镇隶田阳，所产之三七，均贡田州，故名田三七。销行甚广，亦广西出品之大宗也。有野生种植之分，其野生形状类人形者，称人七，非经百年，不能成人形，为最难得最道地，前广西百色商会吴宝森君，购得人七一枚，送沪陈列。其他普通野生者，皮黄黑色，肉色黄白兼红润皆佳。种植者，如绿豆色亦佳，黄色次之。产湖广者，名水三七，黄黑色，皮皱有节，略次。产广东者，名竹节三七，形似良姜，有节而长，色淡红。别有用处专能。如无节苗者，名萝卜三七，皆次。顷广东出有一种，有芦肉色白，名新三七，更次。伪者以白芷做成。实害人匪浅，不可不辨也。

丹参十

丹参，古出桐柏川谷，今近道处有之。其根赤色，大者如指长尺余，一苗数根，气味苦，微寒，无毒。主治心腹邪气，寒热积聚。《本草经》原文历叙功用，末加益气二字。盖益正气所以治邪气也。近今市肆有一种土丹参，服之极能散血，又奚有益气之功，不知用何种草根混充，殊可恨也。

炳章按：丹参产安徽古城者，皮色红，肉紫有纹，质燥体松，头大无芦，为最佳。滁州全椒县形状同前，亦佳。产凤阳、定远、白阳山、漳洧者，芦细质松，多细枝，次。产四川者，头小枝粗，肉糯有白心，亦次。郑君所云土丹参，或即川丹参也，抑或福建土产之一种，别具形态，余未之见也。

黄芪十一

伪名介芪，介或作盖，条硬无味，色白不黄。按黄芪以山西绵上出者为佳，故一名绵芪。色黄带白，紧实如箭竿，故又名北箭芪。折之柔韧如绵，故能入肌腠而补气。若介芪之呆劣，又安可用乎？闻盖芪性极发散，有人误服，汗流不止。其性与绵芪大相反，用者当明辨之。

炳章按：黄芪冬季出新，山西太原府里陵地方出者，名上芪。是地有“大有、大成、义聚成、育生德”等号货卖，双缚成把，其货直长糯软而无细枝，细皮皱纹，切断有菊花纹，兼有金井玉栏杆之纹。色白黄，味甜鲜洁，带有绿豆气，为最道地。又大同府五台山出，粗皮细硬，枝短味淡，作小把为台芪，俗称小把芪，略次。亳州[1]出者，性硬筋多而韧，肉色黄，为亳芪，俗称奎芪，亦次。陕西出者为西芪，性更硬，味极甜，更次。蛟

① 亳（bó 博）州：地名，在安徽省。

城出者为蛟芪，枝短皮粗无枝，极次。四川出者为川芪，小把，皮红黑色，性硬筋韧如麻，味青草气，为最下品。服之致腹满，最能害人。凡外症疮疡用黄芪，如阳痈托毒化脓及虚体痘疮凹陷，皆用生，阴疽补托转阳用炙。皆须太原产之上芪，立能见效。若以侧路杂芪充用，则为害甚烈，不可不辨矣。

於术十二

白术种类甚多，云术肥大气壅，台术条细力薄，宁国狗头术皮赤稍大，皆栽灌而成，故其气甚浊，却少清香之味，当以浙江於潜野生者，名於术为第一。一名天生术，形小有鹤颈甚长，内有朱砂点，术上有须者尤佳，以得土气厚也。据土人云：产县后山脉及黄塘至辽东桥一带，西流水四十里地之术，方有朱砂点，他处则无。但野术入口，味甜气极清香。总以白为佳，以润为妙。近有一种江西种术，其形甚小，与野术相似，虽有鹤颈而甚短，其体坚实，其味苦劣。不可用。货者多以此混充於术，是不可以不辨也。

炳章按：天生野於术，体轻质瘦小，性糯味甘，色紫，皮细宽而层叠，芦软而圆，有凤头鹤颈之象，切开有朱砂斑点，气甚香，即郑君所云於潜山黄塘至辽东桥一带出者是也，为最佳品，不易多得。他如近於潜山各山，亦得其山脉余气，野生者亦佳。然芦硬皮不层叠，亦有凤头鹤颈之形，其他邻县所出。别有一种，亦凤头鹤颈，软芦如小算子而圆，切开亦有朱砂点，质燥味薄，气不甚者，价亦廉，俗名钮扣术，近时有充湖广术者。郑君所云江西术，或即此也，亦次。更有冬术移种於潜，名种术，颗甚大，重两大者十余两，小者五六两，皮黄肉白，无晕，亦有朱砂点，味甘兼辣，近时市肆作於术者此也，亦不甚佳。其带叶者名带叶术，伪充野术，装玻璃盒，官场赠送为礼品，此皆侧路也。又有南京茅山出者，曰茅术，亦有朱砂点，味甘辛，性糯形瘦长有细须根，利湿药中用之，亦佳。泗安产者，形类毛术，性燥，味甘辣，切片逾日起白霜，亦次。惟术之种类甚多，就与於术有类似关系者，约辨数种，余概略之。

天门冬十三

天门冬，始出奉高山谷，其根白色或黄色，柔润多汁，禀水精之气，而上通太阳，气味甘寒无毒。主治诸暴风湿偏痹，强筋骨，杀三虫，《本经》列为上品。闻有用福州小番薯，炊熟晒干伪充，良可慨已。

炳章按：天门冬，浙江温州、台州俱出。肥大性糯，色黄明亮者佳，鲜时用矾水泡透，剥去外皮晒之。大小有提、拣、统之别。四川、山东、福建、河南、陕西亦产，总要肥壮黄亮，糯润者皆佳，伪者尚少。

麦冬十四

伪名洋麦冬，色极白，味苦不甜。按麦冬古时野生，凌冬青翠，宛如麦粒，故名麦冬。今江浙多莳植之，根色黄白，气味甘平，质性滋润，禀少阴冬水之精，上与阳明胃土相合，为上品服食要药，奚容伪物混充，而误人不少乎。

炳章按：麦门冬，出杭州笕桥者，色白有神，体软性糯，细长，皮光洁，心细味甜，为最佳。安徽宁国、七宝、浙江余姚出者，名花园子。肥短体重，心粗，色白带黄，略次。近时市用，以此种最多。四川出者，色呆白，短实，质重性硬，亦次。湖南衡州耒阳县等处亦出，名耒阳子，中匀，形似川子，亦不道地。大者曰提青，中者曰青提，小者曰苏大，曰绍大等名目，以枝头分大小耳。

天[①]花粉十五

伪名次花粉。闻此种系马前头混充，其性不可知，匪特不能生津止渴，且服之令人头晕目眩。按花粉即栝蒌根，秋后掘者结实有粉，夏日掘者有筋无粉。入土最深，皮黄肉白，气味苦寒，能启在下之水精上滋，厥功甚伟，所在皆有。价亦不贵，货者偏以伪乱真，藉博蝇头之利。其居心尚可问乎？更有一种洋花粉，无筋色白而嫩，其块较大，或云系洋粉伪造。煎之即腐烂，皆无益之品，幸勿误服也。

炳章按：花粉，江苏、上海南翔镇等处出为山花粉，皮细结，肉白，性糯，无筋，起粉，为最佳。亳州出为亳花粉，性糯色白，无皮无筋，亦佳。嘉定古城、江北通州等处皆出，亦名山花粉，皮色黄，有筋，略次。山东关东出者，为洋花粉，极大，质松多筋，色黄白，为最次。郑君云：洋粉伪造即此，实非伪造，因其质松，如粉作造，非真以粉可造也。

黄连十六

伪名广连，即洋川连。色不黄，中有花点，皮黑，面有毛。按黄连以四川雅州出者为佳，故名雅连，形如鸡距，故又名鸡爪连。气味苦寒，色极黄，易于辨识。近有办峨嵋山所产者，价值甚昂，漳泉人最喜购之。若此种广连，色不黄则名不称，性味既殊，功用自劣，误服之则贻害多矣。

炳章按：黄连，背阴草根也。苗似茶丛，经冬不凋。生于深山穷谷，幽僻无日照之处，必得凝寒之气者为上。八九月出新，种类甚多，随地皆产。且有野生、种植之别。惟四川野生者多佳品，为治疗上之要药。兹将其产别种类之形态，详别于下：四川峨眉山产者曰峨眉连，芦软而绿，刺

① 天：原缺，据目录补。

硬皮黄，切开空心，有菊花纹金黄色者，为最上品。潼州野出者曰潼州连，芦头中空而圆，有硬刺，色黄带青，头尾均匀，切开亦有菊花纹，亦佳。马湖所出者与峨眉山连相似，亦软芦硬刺，皮色青带黑，首尾一样，有节，均为佳品；紫宕沟、瓦屋山二山出者，瘦小有蜂腰，皮毛柔，软芦硬刺，亦佳。以上皆为川水连。亦有新老山之别，如新山则条短刺硬，皮黑色，软芦多绿嫩者佳。老山则细长，芦软刺少而硬，色黄老者为最佳。此皆野山出品，打箭炉出者，亦曰水连，皮黑刺少，无芦头，有杈枝，色黄，略次。重庆种出者曰母珠连，硬芦而扁，头粗尾细，色黄，更次。峒山种出者曰峒连，芦扁硬，刺略软，色黄，切开空松者，亦次。四川石柱厅种出者曰味连，形似鸡爪连，亦次。嘉定管高庙所出者曰嘉定连，俗名母连，种后五年出土，皮如麟甲，肉色黄而带红，亦次。雅州产者曰雅连，冈山产者曰冈连，皆次。南川金佛山产者曰金山连，芦长连少，亦次。以上皆四川产也。云南野出者曰云景连，体松芦软，形似鸡脚爪，无芦刺少，皮黑肉色黄，亦次，种者芦硬刺软更次。广西产者曰新山连，皮光色黄，质重，断则淡黄色，亦甚次。处州出者曰土连，皮黑肉实心，淡黄色者，味虽苦回味兼甜，亦极次。奇会工出者曰会连，形似母连，皮略黑，肉空松，乃马所食，不入药用。鸡屎连色黑细小，断则绿色而淡，亦极次，不入药。近有日本产者曰洋连，形色略同，皮光而有毛刺，肉色淡黄微白，更次，亦不堪入药。自云连至洋连终，俱属侧路伪品，服之甚为害人，医者与病家皆宜注意之。

川贝母十七

伪名鲁贝，粒扁，洗后皮脱，其粉即出。按贝母惟川蜀出者为佳，其子在根下，内心外瓣，其色带白，如聚贝子，故名贝母。盖色白，味辛，生于西川，故属肺金之药。浙贝尚不可混用，况鲁贝乎。更有一种名西珠贝母，系山慈菇伪充。又有一种伪货，名西贝，其性不能润肺化痰，更相反也。

炳章按：川贝，四川灌县产者，底平头尖，肉白光洁而坚，味微苦兼甘，为最佳。平藩县产者，粒团质略松，头微尖，肉色白而无神，味亦微苦兼甘，亦佳。叙富产者，颗大而扁，肉白黄色，质松味淡，为次。鲁京州大白山、松盘等处产者曰鲁京川，黄白色，头尖，亦次。湖北荆州、巴东县产者，皮色带黑，性硬而光，头尖，肉呆白色，味苦，更次。陕西新开山产者曰西贝，或名尖贝，颗扁头尖，味甚苦，更不道地。郑君所云或指此种，然非山慈菇伪充，所云珠贝者，即小象贝也。盖川贝中有独颗不分瓣，不作二瓣合抱，皮无皱者，名单龙精，宜拣去之。误服令人筋脉不收，惟用黄精小蓝汁可解之。

川贝粉十八

今人肺燥咳嗽，每以川贝粉蒸梨，亦清润单方也，讵料射利药肆，研便之川贝粉，率以怀山药研粉伪充，虽山药无毒，其奈有外邪未罢者，服之则留邪，黏痰难出者，服之则助痰，为害匪浅。如用川贝粉，须当面看其研末，方无此弊。

炳章按：项元麟云：川贝粉，市者以象贝漂洗代之，或以小山药、天花粉伪之。余谓未必皆如是，此属少数市侩昧良之行为，非可指普通而言如此也。

秦艽十九

假艽出秦中，今泾州、鄜州、岐州、河、陕诸郡皆有。其根土黄色，作罗纹交纠，左右旋转。李时珍云：以左纹者良。今市肆伪品，即边秦，有毛，其枝尚小，匪特左右纹难辨，不知何物混充，又安能疗病乎？

炳章按：秦艽，陕西宁夏府出者，色黄，肥大，芦少，左旋者佳。山西五台山亦出，皮色略黑，肉黄白色，亦佳。以上皆名西秦艽。湖北产者，条细质松，毛屑较多，名汉秦艽，为次。

银柴胡二十

味淡，芦头又大，不知何物伪充。按银柴胡以银州及宁夏出者为胜。气味甘，微寒，无毒，蒿长尺余，色微白，力弱于北柴胡，即银州之软柴胡。专治骨蒸劳热，不但清热，兼能凉血，《和剂局方》治上下诸血，龙脑鸡苏丸中用之。凡入虚劳方中，最为相宜。用者须购真银柴胡为要。

炳章按：银柴胡，陕西宁夏府、甘肃州及山西大同府皆产。选肥大、坚实、色白、软糯、无沙心者为佳。伪者尚无。又按《经疏》云：柴胡有二种，一种色白而大者，名银柴胡。《逢原》云：银柴胡，银州者良。今延安五原城所产者，长尺余，肥白而软。《百草镜》云：出陕西宁夏镇。二月采叶，名芸蒿，长尺余，根微白，即银柴胡。《药辨》云：银柴胡，出宁夏，形似黄芪。参合诸说，与近今市肆所备，亦相符合。据余实验，凡治虚劳肌热，骨蒸劳热，热从髓出及小儿五疳羸热，用之颇效。若用北柴胡则升动虚阳，发热，喘咳嗽，愈无宁乎。周一士云：热在骨髓者，非银柴胡莫瘳。前人有不识药品之形态，往往妄评银柴胡为赝物，岂可不辨，以淆惑后人，而使无从遵循乎。

鳖血柴胡二十一

北柴胡用鳖血制者，原欲引入厥阴血分，于阴虚之体，最为得宜。市肆中有一种伪品，不知何物所制，殊可恨也。

炳章按：鳖血柴胡，以鳖血拌炒柴胡，虑不道地，可以杀鳖现炒，尚非难事。然柴胡之良窳，亦有多种，亦宜审慎辨明。如苏浙通销者，以江南古城产者为多。柴胡者，在地上叶茎为柴，地下根芦为胡。如古城产者，叶绿甚软而短，无硬梗，地下根皮紫黄色，肉淡黄色，形似紫草，尚佳。福建厦门销行者，乃庐州府无会州白阳山所出，装篓运出，梗略硬，或曰北柴胡，略次。山东本地不行。两湖通销者为川柴胡，叶绿黄色，根黑黄色，性糯，味淡，亦佳。他如湖北襄阳出，梗硬者为次。滁州、全椒、凤阳、定远俱出，泥屑略多，尚可用。江南浦阳，有春产者无芦枪，秋产者有芦枪，亦次。关东出者如鸡爪，更不道地。

苦梗二十二

苦桔梗之根，结实而梗直，故有是名，非木上之梗也。近道处处有之，其根外白中黄有心，味苦而辛。《本经》主治胸胁痛如刀刺，腹满，肠鸣幽幽，惊恐悸气。其一种无心味甜者，荠苨也，一名杏叶沙参，又名甜桔梗，性味功用与桔梗大不相同。近今药肆因苦桔梗价贵，多以甜梗为充。又有一种水口梗，性味更劣，服之安能见功耶？

炳章按：桔梗，出安庆古城山，色白有芦，内起菊花心，味甜带苦者，佳。宁国府泾县出者形味略同，亦佳。其他如镇江、全椒、滁州、白阳山、常州、宜兴、天长、定远、樟渚各县皆出，色黄白，味甜，均不道地。此药乃开提肺气，为手太阴要药，须择色白，性糯，饱绽，味苦而有心者用之。若味甜者，即荠苨也，效用不同，不可混用耳。

土枸杞二十三

枸杞子，气味甘寒，主坚筋骨，耐老除风，去虚劳，补精气。以陕西甘州所产者为胜。近有一种粒小，色淡，味不甚甘，皆本地所出之土枸杞，非甘州上品也。

炳章按：枸杞子，陕西潼关长城边出者，肉厚糯润，紫红色，颗粒粗长，味甘者为佳。宁夏产者，颗大色红有蒂，略次。东北关外行之。甘肃镇蕃长城边出者，粒细红圆活，味亦甘，此货过霉天即变黑，甚难久藏，略次。他如闽浙及各地产者，旧地皆曰土杞子，粒小，味甘淡兼苦，肉薄性微凉，不入补益药，为最次。

地骨皮二十四

枸杞以陕西甘州所出者为胜，地骨皮即枸杞之根。《食疗本草》云：气味苦寒，主去骨热消渴。近今市肆所售硬地骨，不知何种草根伪充，闻是风药，其性燥烈，大相反，若误服之，则贻害多矣。

炳章按：地骨皮，非陕枸杞根之皮，乃长江土枸杞之根皮，三月出新，江南古城亳州、苏州江北出者，皮薄性糯，色黄黑，气微香，片大无骨者，为最佳，湖北出者，皮粗厚而大，性硬质松，色黄兼有白斑梗多为次，郑君所云硬骨皮，即此是也。

巴戟肉二十五

巴戟天，甘辛微温，入肾经血分，强阴益精。产蜀地者佳，如连珠，击破中紫而鲜洁者，伪也，中虽紫，微有白糁粉色，而理小黯者，真也，近有以山豆根混充者，山豆色白，性寒，或醋煮以乱之，则误人不浅矣。

炳章按：巴戟肉，广东出者，肉厚，骨细，色紫心白黑色者佳。江西出者，骨粗，肉薄，略次。浙江台州宁海县出者，名连珠巴戟，择其肉厚软糯，屑少，去骨用肉，亦佳。郑君云山豆根混充，不但效用冰炭，且形态亦全不相类也。

假白薇二十六

即土白薇，条大而硬，色少带黄。按白薇《本经》名春生，出陕西及舒、滁、润、辽诸处，其根色黄微白，柔软可曲者白薇也；色白微黄，坚直易断者白前也。今此种土白薇或云即白前伪充，形质既异，功用悬殊，万不可误用也。

炳章按：白薇产山东者，根皮赤黄色，内白黄色，形类牛膝实心，头下有细须根，短而柔软可曲。《乘雅》云：根似牛膝而细长，色黄微白，此即白薇，与《本经》之说吻合。陈嘉谟曰：白前形似牛膝，粗长坚直，空心有节，色黄白色，折之易断。乃与近时白前形状亦符合。《本草崇原集说》眉批云：苏州药肆误以白前为白薇，白薇为白前，相沿已久。近调查杭、甬药肆，相沿亦与江苏同。近据郑君说福建亦沿此谬习，惟吾绍兴幸早经考定改正。吾望闽、苏、甬各药界，亦当速为改正，免误病家。

假蒙花二十七

蒙花，一名蒙山茶，一名云芝茶。性寒，能清肺胃之热，故疹病用之尤宜。近今多以近道礞花伪充，则性味悬殊矣。

炳章按：蒙花，三月出新，湖北当归山出者，其花白绿色，白茸毛，净而无梗者，佳。各处出，花碎小，色白黄，梗多者次。

仙鹤草二十八徐友丞来稿

承赐仙鹤草非龙牙草辨，拜读之下，无任感佩，刊登布告，医、病两家实受教益。盖中国素有天产之灵草，得以发扬。彼自命维新学家，学习西医皮毛，唾弃中华医药者，可恍然悟矣。友丞按：光绪丙申年间，有畿东丰润张雨人言刊传仙鹤草图说云：仙鹤草三叶之下，有耳叶者真，无耳叶者非，亦是一考据也。近据会员梅子刚君来函云，据友人肺痨专家陈君言此草屡治血症，甚有效验，并谓不宜红枣同食，以红枣性燥云。梅君又云：用以治瘰疬，甚有效验。

炳章按：毛退之《中西医话》云：龙芽草，多年生草，山野自生，高二三尺，叶为羽状复叶，夏月出花轴，花黄五瓣，实多刺，俗称仙鹤草，治吐血颇效。《百草镜》云：龙芽草生山土，立夏时展苗布地，叶有微毛，起茎高一二尺，寒露时开花成穗，色黄而细小，根有白芽，尖圆似龙芽，顶开黄花，故名金顶龙芽，一名铁胡蜂，以其老根黑色形似之。《救荒本草》云：龙芽草一名瓜香草。生辉县鸭子口山野间，苗高尺余，茎多涩毛，叶如地棠叶而宽大，叶头齐团，每五叶或七叶作一茎排生，叶茎脚上又有小芽叶两两对生，梢间出穗，开小圆五瓣黄花，结实毛膏突，有子大如黍粒，味甜。《植物名实图考》云：此草建昌呼为老鹳嘴，广信呼为子母草，湖南呼为毛脚茵，以治风痰腰痛。《滇南本草》谓之黄龙尾，味苦性温，治妇人月经前后红崩白带，面寒腹痛，赤白痢疾，考诸家学说，并采鲜草察视，再使园中种植，将其生长目睹形状辨之，确是仙鹤草无疑。兹将目睹形态，再辨于下：

总茎圆，根如茜草根，根傍有白芽，叶互生，每茎七叶，尖端一叶，下六叶，两两对生，每对叶下有小耳叶两对，亦对生，叶卵圆形，端尖，边缺曲如锯齿，叶面有糙毛，近根老叶枯萎，则红褐色，性硬不若别种草木叶枯时皆黄也。正茎直上，八月间茎端成穗，开五瓣黄色小花，九月结子，如小米。证诸实验，亦与《百草镜》《救荒本草》《中西医话》之龙芽草亦相符合，治吐血、咯血皆效。徐君所云仙鹤草非龙芽草辨，或误以《百草镜》之紫顶龙芽，或李氏草秘之石见穿。因仙鹤草开黄花，故曰金顶龙芽；紫顶龙芽开紫花，即马鞭草也。《本草纲目拾遗》龙芽草亦收于石打穿下，石见穿云即石打穿。据炳章详细考正，龙芽草当分二种：金顶龙芽即仙鹤草，紫顶龙芽即马鞭草，石打穿即石见穿，别有一物。兹将仙鹤草，实验形态，绘图于后，以便考证。

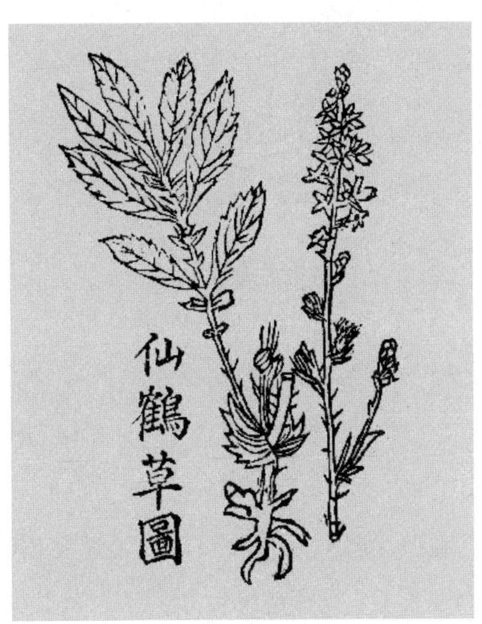

卷 二

芳草部

藿香一

伪名次藿香，气味不香，不知何处所产。更有一种洋藿香，性味更别，叶梗皆然，用之无益而有害。按藿香产于岭南交趾为正地道，故近日由广东办来者为良，气味芬香，功能醒脾和胃，宣气开郁，最得天地之正气，且方茎有节，中虚，叶似桑而小薄，用者当明辨之。

炳章按：藿香，本草名兜娄婆香，产岭南为最道地，在羊城百里内之河南宝冈村及肇庆者。五六月出新，方梗，白毫绿叶，揉之清香气绕鼻而浓厚。味辛淡者，名广藿香。广东省垣各山货行，收买拣净发行，首推巨昌与泰昌为最道地，如雷州、琼州等处产者，名海南藿香，即今所谓洋藿香也。其气薄而浊，味辛辣燥烈，叶细而小，梗带圆形，茎长根重为最次。其他如江浙所产之土藿香，能乘鲜切片，烈日晒干，贮于缸甏，使香气收贮不走，入药效能亦甚强，不亚于广藿香也。

土薄荷二

土薄荷，色淡无香味，不若苏州所莳者佳，茎小气芳，方堪入药。故陈士良《食性本草》谓之吴菝蔺（菝蔺音拔活），可见薄荷当以吴产者为上品。

炳章按：薄荷，六七月出新。苏州学宫内出者，其叶小而茂，梗细短，头有螺蛳蒂，形似龙头，故名龙脑薄荷，气清香，味凉沁，为最道地。太仓常州产者，叶略大，梗亦细，一茎直上，无龙头形，气味亦略淡。有头二刀之分，头刀力全，叶粗梗长，香气浓厚；二刀乃头刀割去后，留原根抽茎再长，故茎梗亦细，叶亦小，气味亦略薄，尚佳。杭州苋桥产者，梗红而粗长，气浊臭，味辣，甚次。山东产者，梗粗叶少，不香，更次。二种皆为侧路，不宜入药。

荆芥三

荆芥，《本经》名假苏。味辛性温，臭香，处处有之，本系野生，今多栽种。近有一种伪品，并无香味，又安能治寒热，破结聚，下瘀血而除湿疸乎？

炳章按：荆芥，三月出新，江南孟阿陆宛产者，茎细短，穗多色绿为最佳。太仓出者，穗多气香亦佳。萧山龛山出者，梗粗叶绿，穗少气香，略次。江西、山东产者，梗粗，穗红不香。南京出性硬，皆极次。其他各处皆出。总要梗红穗多，叶绿气香者为道地。

苏梗四

苏梗，即紫苏旁枝小梗。《崇原》云：气味辛平无毒。主宽中行气，消饮食，化痰涎。治噎膈反胃，止心腹痛，通十二经关窍脉络。近市肆有一种白苏梗，即白苏之梗，既去白叶，无从辨识，叶色既殊，梗性自别，不堪入药，用者慎之。

炳章按：紫苏，江浙皆出，紫梗空心，叶双面皆紫，有皱折纹如鸡冠者，故名鸡冠紫苏，味辛，气甚香，为最佳。又一种绿方梗，叶上面绿，下面紫，香味较淡薄，俗名单面红紫苏，略次。又有一种野生田野，方梗绿叶，惟叶筋紫，气微香而浊，俗为野紫苏，最次，不入药，乃苏梗多属野苏之梗。盖鸡冠苏梗，在五月间连叶带梗嫩时割收，以作苏叶，其梗未老已收，只可作嫩苏梗之用。惟野苏其叶不采药用，任其留存，至九月间收子，以作苏子，拔根以作苏梗，其实皆野苏梗也，为不道地。

前胡五

真前胡以吴兴产者为胜，根似柴胡而柔软，味亦香美。为疏风、清热、化痰妙药。闻有一种土前胡，其根硬，其心无纹，决不可服。

炳章按：前胡，十月出新，浙江湖州、宁国、广德皆出，颗大光白无毛，性软糯，气香触鼻者佳。若梗硬心白，即土独活之类，与前胡同类异种耳，为不道地。

细辛六

伪名洋细辛，形虽似而无味。按细辛气味辛温，辽、冀产者，名北细辛，可以入药；南方产者名杜衡，其茎稍粗，辛味稍减，一茎有五七叶，俗名马蹄香，不堪入药。北产者，其茎极细，其味极辛。若此种粗而无味，先失命名之义，又奚有治病之功乎？

炳章按：细辛，六月出新。关东出者，为北细辛，根茎细，青白，气辛，叶少梗多为最佳。江南宁国泾县出亦佳。江宁、句容、滁州、白阳山等处出，皆次。亳州出者为马细辛，山东出为东细辛，均次，不堪药用。

黄菊七

黄菊，即黄色之茶菊，较家菊朵小、心多而色紫。杭州钱塘所属各乡，多种菊为业。九、十月取花，挑入城市以售，有高脚黄等名色，味苦微甘，性平而香，去风除热，明目疏肝，能清眩晕头风。其浙省城头一带所产名城头菊，皆野生城上石缝中，至秋开花，花小如茶菊，香气沁脾，点茶更佳。闻有以本地园中所种之陶爱，一名满天星伪充，形虽似而性不同，且少香味，又安能疗病乎？

炳章按：菊花种类甚杂，惟黄菊产杭州、海宁等处，味苦兼甜，香气甚雅，有蒸、晒二种。蒸菊：将鲜菊入蒸笼内先蒸瘪，再晒，烘焙至燥，其色老黄，收藏朵瓣不散。晒菊：以鲜花烈日晒干，其色嫩黄，朵松花瓣易散，皆道地。城头菊野生城墙阴处，色黄，朵较少，浙名野菊花，亦蒸晒为善，味苦性凉，香气亦佳。以散风清火，解毒消疮肿。凡生危险疔毒，用野菊捣汁一大碗饮之，可免毒气攻心。以燥花作枕，永免头风疮疖。其他如滁菊、白菊，真赝关系，较黄菊犹重，为此再附辨之。

附：滁菊　白菊

炳章按：白滁菊，出安徽滁州者，其采法先剪枝，连花带叶倒挂檐下，阴干后，再摘花，故气味更足，其花瓣细软千层，花蕊小嫩黄色，花蒂绿尖小而平，气芬芳，味先微苦后微甘，口含后香气甚久不散为最佳。出浙江德清县者，花瓣阔而糙，蕊心微黄，蒂大柄脐凹陷，气味香不浓，为略次。

又按：白菊，河南出者为亳菊，蒂绿，千瓣细软无心蕊，气清香，味苦微甘为最佳。苏州浒墅关出为杜菊，色白味甘，又出单瓣亦佳。海宁出者名白茶菊，色白瓣粗，心蕊黄，味甜。多茶叶店买亦佳。江西南昌府出名淮菊，朵小色白带红，味苦，气浊，梗多，亦次。厦门出者曰洋菊，朵大而扁，心亦大，气浊味甘，更次。

金银花八

金银花，甘平，除热解毒，能和荣卫，疗风养血，除痢宽胀，匪特为疮科要药也。随地皆有，以河南所产为良，近有以黍花伪充，为祸最烈，黍花短小梗多，色黑不香为异，亦易辨已。

炳章按：金银花，产河南淮庆者为淮密，色黄白，软糯而净，朵粗长，有细毛者为最佳。禹州产者曰禹密，花朵较小，无细毛，易于变色，亦佳。济南出者为济银，色深黄，朵碎者次。亳州出者，朵小性梗更次。湖北、广东出者，色黄黑，梗多屑重，气味俱浊，不堪入药。

土玫瑰九

玫瑰花，色紫，气香，味甘，性微温。入脾、肝二经。和血调气，平肝开郁。惟苏州所产者，色香俱足，服之方能见效。近有以本地所生之土玫瑰及月季花阴干混售，不可不知。

炳章按：玫瑰花，产杭州笕桥者，花瓣紫红，花蒂青绿色，气芳香甚浓者佳。产湖州者，色紫淡黄红色，朵长，蒂绿黄色，且有小点，香味淡，略次。萧山龛山产者，桃红色，味淡气香而浊，受潮极易变色，为最次。且玫瑰花具有特性，人尿屎浇著立死。凡正月终抽红芽，剪新抽嫩条，每颗二三枝，种斜形，生根较易，次年其花盛开，根傍亦有嫩枝发出，隔二三年宜迁种换地，此花名离娘草，必须移东植西，方得起发。若同园有开红花之果木，如石榴、蔷薇等类，则满园玫瑰，忌不开花。速将夺色之花迁远，则玫瑰及时而开，亦其特性也。

缩砂十

伪名洋扣，味辣不香，色亦带黄。更有一种广扣，仁大味苦，均非真品。按缩砂仁产岭南山泽间，近以阳春出者为佳，故一名春砂，状似豆蔻，皮紧厚而皱，色黄赤，外有细刺，气味甚香。胡得掺用洋扣、广扣，鱼目混珠，殊可恨也。

炳章按：缩砂，即名阳春砂，产广东肇兴府阳春县者名阳春砂，三角长圆形，两头微尖，外皮刺灵红紫色，肉紫黑色，嚼之辛香微辣，为最道地。罗定产者，头平而圆，刺短，皮紫褐色，气味较薄，略次。广西出者，名西砂，颗圆皮薄，刺更浅，色赭黑色，香味皆淡薄，更次。郑君所说味辣不香，或是西砂，必非洋扣，西砂圆形，惟壳与蔻不同，似难混充耳。

土蜜砂十一

缩砂仁，在山采下，用蜜生浸，所以杀其燥烈之气也。闻有以原壳砂，水浸透，以蜜煮过，其性仍燥，用者慎之。

炳章按：近时之缩砂仁，外粉白色，内肉紫色，嚼之味辣，气味香，皆广西产，即西砂内仁也，其性质确燥，亦次，不若带壳春砂之为道地也。

小茴十二

伪名洋小茴，颗粒甚小，毫无香味。按茴香一名蘹香，有大小之别。小茴性平，大茴性热，以宁夏产者第一。功能理气开胃，调中止呕，匪特为治疝圣药。若此种不香之小茴，既失茴香命名之义，又安能治病乎？

炳章按：小茴，陕西、宁夏出者，其气香，粒粗短，黄绿色者，道地，去灰屑及梗用。山东出，粒细色绿者次。

川芎十三

伪名洋川芎，形虽似而味薄，则功用自劣。按芎䓖以四川产者为胜，故名川芎，气味辛温，根叶皆香。若此种洋川芎，味薄不辛，安能治病！更有一种南芎，止可煎汤沐浴，皆不堪入药矣。

炳章按：本草一名芎䓖，蜀省产地首推灌县。有野生、家种之分，其茎高二尺，叶如芹，分裂尤细，秋间开白花五瓣，为伞形，花序全体芬馥，其根即芎䓖也。产地聚集成都、重庆者多，形大圆为抚芎。蓝由县出者，嫩小，曰蓝芎；陕西出扁小，为西芎，皆次。浙江温州及金华出，曰南芎，更次。川芎各处虽出，因地命名，除蜀产者外，皆不道地。近年蜀省产额颇广，足敷全国所需求。所以除川芎外，他如蓝芎、西芎、南芎等，现出产较少，已在淘汰之列。近年日本虽亦有产，其形似是而非，气味尤恶劣，不堪入药，国人亦无购之者。

郁金十四

郁金，辛苦微甘，气寒，其性轻扬，上行入心及包络，兼入肺经。凉心热，散肝郁，破血下气。出川广。体锐圆如蝉肚，皮黄肉赤，色鲜微香，折之光明脆彻，苦中带甘者乃真。今市中所售者多是姜黄，并有以蓬莪术伪之者。俱峻削性烈，挟虚者大忌，用者慎之。况郁金苦寒，色赤入心；姜黄辛温，色黄入脾；莪术味苦，色青入肝。胡得混售而贻害耶？

炳章按：郁金，山草之根，野生也。两广、江西咸有之，而以蜀产者为胜。上古不甚重，用以治马病，故又名马蒁，因其形像莪术也。自唐以后，始入药料。治血证有功，本非贵重之品。清初吴乱未靖时，蜀道不通，货少居奇，致价数倍，甚则以姜黄辈伪之者。然其形锐圆，如蝉腹状，根杪[①]有细须一缕，如菱脐之苗长一二寸，市人因呼金线吊虾蟆，蝉肚郁金是也。其皮黄白，有皱纹，而心内黄赤，剉开俨然两层如井栏。产四川重庆。惟本年生者嫩小而黄。若遗地未采，逾年而收，则老而深黯色，如三七状，为老广郁金。然老郁金治血证，化瘀削积之力胜于嫩者。若开郁散痛，即嫩黄者亦效。乃近年传黑者为野郁金，黄者为假，并误其为姜黄，殊不知此物本是野生。若姜黄皮有节纹，肉色深黄无晕；蓬术色黑无心，最易辨也。然老郁金虽产四川，近今名称广郁金。所谓川郁金，乃温州产

① 杪（miǎo 秒）：树枝的细梢。

也，色黯黑，形扁亦有心，惟不香耳。

子姜黄十五

子姜黄，气味辛苦而温，是经种三年以上老姜所生。色黄入脾，兼治气，匪特破血除风。闻有以黄北姜伪充，则贻害多矣。

炳章按：子姜黄，福建邵武出者，色黄，皮黄黑色，有节皱纹者佳。四川产者，名川黄，略次。江南北地产者，色深黄，作颜料用之。广西柳州产者，形似蝉肚，色深黄兼黑者，次，作香料用之。

片姜黄十六

李时珍云：以扁如干姜形者，为片子姜黄。治风痹臂痛有奇功。今肆中有伪品，即姜黄假充，粒大皮粗，味辣，内不结润，非片子也，勿用为是。

炳章按：片姜黄与子姜黄，大小块色皆不同。片姜黄比子姜黄大六七倍，切厚片，色淡黄兼黑，边有须根。广东潮州、浙江温州俱出。

丹皮十七

伪名洋丹皮，肉红，皮黑条大，何种草根伪充，本不可知。按牡丹始出蜀地山谷及汉中，今江南江北皆有，而以洛阳为盛。入药惟取野生，花开红白，单瓣者之根皮用之，气味辛寒而香，皮色外红紫，内粉白，乃心主血脉之要药，奚容以赝品误混，用者当买苏丹皮为美。

炳章按：丹皮，产苏州阊门外张家山闸口者，皮红肉白，体糯性粉，无须无潮，久不变色，为最佳第一货。产凤凰山者，枝长而条嫩，外用红泥浆过，极易变色，亦佳。产宁国府南陵县木猪山者，名摇丹皮，色黑带红，肉色白起粉者，亦道地。滁州同陵及凤阳府定远出，亦名摇丹，有红土、黑土之分，红土者，用红泥浆上，待后其土色红汁浸入内肉，白色变红；黑土乃本色带紫，久远不变，亦佳。产太平府者，内肉起砂星明亮，性粳硬，为次。以上就产地分物质高下，其发售再以支条分粗细大小，以定售价之贵贱。选顶粗大者，散装木箱曰丹王，略细小者曰二王，再下者作把曰小把丹，最细碎作大把者曰大把丹，其产地好歹与粗细，以别道地与否，然皆本国出品，非外国货也。

隰草部　附水草　谷菽

熟地一

地黄，以怀庆所产为良，一经蒸晒，其色便黑，为熟地黄。以九蒸九晒，透心黑者为佳，中心微黄者次之。闻用红白萝菔，以地黄汁浸透晒干假充，尤宜细辨。

炳章按：地黄，六七月出新，淮庆出者，短圆如卵，细皮，性糯者道地。直地乃出新时压扁捏长，以枝头大小分价目上下。天津出者，体长皮粗性粳，为次。细者，名细生地，或曰直皮。熟者，以生者洗去泥沙，蒸晒九次者佳。云以红萝葡做就伪充者，此属理想之谈，于形色气味不符，岂可混充。又有鲜生地一种，杭州笕桥出者，长茎，根皮光黄白色，肉白微黄，肥长性糯者佳。河南出者枝亦长，黄褐色，肉白有硬筋，略次。此物以治血热证，鲜用易烂。藏者掘一净土窖，下用干沙泥衬底，面上贮生地一层，再夹沙一层，如是收藏，则少烂耳。

牛膝二

伪名洋牛膝，与怀牛膝色不同而性自异。按牛膝今时用根，味甘臭酸，其性微寒，惟淮庆及川中出者为真，根皆长大柔润。近道虽有谓之土牛膝，别有治法，古方尚不用之，况此种洋牛膝乎？

炳章按：牛膝计有三种，功用各有专能。河南淮庆产者，曰淮牛膝，根长二三尺，肉肥，色黄白，皮光洁性糯，枝粗者佳。天津产者，皮黄粗糙，有软刺不圆，性粳者次。四川产者，曰川牛膝，根茎粗无芦，色黄黑，枝粗软糯者良，去头梢用。浙江各地出者，曰杜牛膝，紫梗绿叶，对节而生，叶颇类苋，根细短，含有滑汁，治喉证，能引吐恶痰毒痰，利小便。淮牛膝补筋健骨，滋肝肾之功如牛之有力也，故名；川牛膝祛风利下焦湿，种类不同，效用亦异。

紫菀三

伪名次紫菀，又名硬芦紫菀，服之往往愈见咳逆气结，其害无穷。按紫菀，近道处处虽有出产，然色紫味苦，质极柔宛，若此种硬芦，形质既殊，性味自劣。闻又有以车前及旋覆根，赤土染过混充者，更奚堪入药乎？

炳章按：紫菀，凤阳府、亳州龙王庙四乡出者，须根粗，软糯，色紫红，硬梗少者佳。河南淮庆府出，枝略细，软糯亦可用。湖北出者，性硬根细，泥屑重者次。伪者浙江尚少，因价贱，出货亦多故耳。

款冬四

款冬花为治嗽要药，十一二月开花如黄菊，雪积冰坚之时，款花偏艳，想见其纯阳之品，故一名款冻。生河北关中，微见花未舒放者良。近今市肆多以枇杷花蕊伪充，虽无大害，然性不同，则功自异耳。

炳章按：冬花九月出新。山西太原出者，色紫红无梗，为手瓣冬花，最佳。有梗者曰上冬花，次之。梗多色黑紫者曰中冬花，亦次。亳州出者，更次。考冬花花瓣，色红紫光洁；枇杷花，色黄紫有茸毛，形态不同，最易鉴别。

红花五

伪名洋红花，形虽似而色不清，不知何物伪充。按红花，即红蓝花。生梁汉及西域，今处处有之，人家场圃多种。花如大蓟，色甚清红，气味辛温。功能活血润燥，止痛散肿，通经化瘀。易备之药，亦至难信。有真方无真药，良可慨已。

炳章按：红花，三四月出新。河南归德州出者，名散红花，尚佳。亳州出者，亦名散红花，略次。浙江宁波出者，名杜红花，亦佳，皆红黄色。山东出者，名大散花，次之。孟河出者，更次。河南怀庆出者，名怀红花，略次。湖南产者，亦佳。陕西产者名西红花，较次。日本出者，色淡黄味薄名洋红花。又有片红花，色鲜红，别是一种红花，鲜捣压成薄片，晒干，大红染坊作染真红用者多。河川出者名结子花，其色红紫者佳。宴州出者为大结子花，此亦大红染坊店所用。结子花，伪者以苏木研末，用面糊捣透，做成粒子，甚次，不如用杜红花之为妥。又有西藏红花一种，花丝长，色黄兼微红，性潮润，气微香，入口沁入心肺，效力甚强，为红花中之极品。

沙苑子六

沙苑蒺藜，俗名北沙苑，苦温，补肾，强阴，益精，明目。产陕西潼关者真，状如肾子，微带绿色。今市中所卖，有用红花草子伪充，贻害匪浅。

炳章按：沙蒺藜，七月出新。陕西潼关外出者，名潼蒺藜，色红带黑，形如腰子，饱绽，性糯，味厚气香，滚水泡之，有芳香气者为最佳。亳州出者，曰亳蒺藜，细而且瘦，性梗，泡之无芳香者次。山东出者，名东蒺藜，色黄，粒扁粗大，性更硬，最次。扬州出者，为荷花郎郎之子，遍地皆有，土名草蒺藜，即南方红花草子之子，不入药用。

车前子七

车前草，《本经》名当道，《诗》云芣苢[①]，好生道旁及牛马足迹中，故有车前、当道及牛遗、马舄之名。江湖、淮甸处处有之。主治气癃，治湿痹。市中有大小车之别，大车为真品，小车系土荆芥子伪充，万不可用。盖车前甘寒，荆芥辛温，性既相反，又奚容混售乎？

炳章按：车前子，江西吉安泸江出者，为大车前，粒粗色黑。江南出者，曰土车前，俱佳。淮南出者，粗而多壳；衢州出者，小而壳净，皆次。河北孟河出者为小车前，即荆芥子也，不入药用，宜注意之。

薤白八

薤白，气味辛温，无毒。根如小蒜，色白者辛而不苦。近有以鬼蒜伪充，擘开无瓣。噫！薤白为处处皆有之药，值亦甚贱，胡昧良者，偏以伪乱真乎？

炳章按：薤白各处皆产，生土坟上，即俗谓素葱之根，叶如细韭菜，色绿，空心，根如小蒜头。若采时去须茎，蒸熟晒干，则质坚紧，不致脱皮，且晒之易燥。若生晒则质松，层层脱皮，且不易干燥，故近今皆用蒸晒者多，惟伪者少见。

石莲子九

莲子至秋，黑而沉水，为石莲子。用者去黑壳，以水浸，去赤膜青心，

① 芣苢（fúyǐ 服矣）：即车前草。

方可入药。气味甘平略涩，无毒。止虚泻，疗久痢，健脾开胃，又能固精气。今市肆有一种苦石莲，状似土石，味极苦涩，不知何物伪充？或云：即树上所生苦珠子之类。卢子由云：食之令人肠结。宜于建莲子拣带壳而色黑者为是，虽未能沉水，远胜多矣。

炳章按：石莲以霜降后莲房枯散，而莲子落于泥中取用，外壳硬，色黑，内肉仍与干莲子同，味甜心苦，与莲子无异。市有广东产者一种木莲，其色亦黑，两头略团，壳光有细横圈纹，性寒味苦，为不道地。如无真者不如代用莲子为妥。

蒲黄十

蒲，水草也。蒲黄，乃香蒲花中之蕊，屑细若金粉，始出河东泽中，今处处有之，以秦州出者为良。近今药肆中，或以松花伪充。按松花气味辛温，蒲黄气味甘平；松花能除风，蒲黄能消痰。性既不同，功亦各异。胡得伪充以害人乎？况失笑散中有用蒲黄，为治产后瘀血攻心之妙方。若用松花伪充，则贻误不少矣。

炳章按：蒲黄乃蒲草之花蕊，色淡黄，是花茸、花蕊相合，名草蒲黄为佳。又有一种苏州来者，曰蒲黄面，色老黄，屑细滑若粉，入罐煎之，如糊胶一般，服之令人作呕，且不能入喉。吾绍初到时，人人以此为道地，各大药铺争先置备，后因病人不能服，向医生责问，始识受蒲黄面之害，乃通告各药铺禁其沿用，今仍用草蒲黄。郑君所云屑细若金粉，或亦是此物，不识以何物伪作，亦非松花粉，盖松花粉色淡黄，质轻，蒲黄面质重色老黄。然总是害人赝品，应当革除之。

洋萹豆十一

洋萹豆，颗粒较大，皮瘦色微赤，不堪入药。当以苏州所产色白者为胜。气味甘，微温，和中下气，止泄痢，清暑气，暖脾胃，除湿热，止消渴，方有功效。

炳章按：萹豆，浙江杭州、湖州、绍兴出者，开白花，其实要白而有光，体饱满者佳。江南安庆、江西俱出，惟亳州出者，颗大扁形，名洋萹豆，为不道地。

赤豆十二

赤豆出江淮间，今关西、河北、汴、洛皆有。入药以紧小赤黯者为良。气味甘酸平无毒。主下水肿，排痈肿脓血。今药肆中有一种赤黑相间者，闻是相思子，每以伪充赤小豆。其谬已甚，夫既名为豆，岂可于五谷外求之耶？

炳章按：赤豆，浙江慈溪、余姚、萧山、龛山近沙地皆产之，粒小细长如腰子，紫红色，腰间有白纹如凤眼，名杜赤豆。入药能利小便，泄血分之湿热，为最道地。又一种色红赤，粒大团形，比黄豆略小，名红饭豆，各处皆出，仅供食品，不入药用。又一种名海红豆，出海南，其子大而扁，今人亦误作赤小豆，诚大谬矣。半红半黑者，名相思子，俗呼赤小豆，属木本植物，与梅冰性相合，能令香不耗散，故近今梅冰中，多拌有此物。《服食须知》云：相思子出岭南。树高丈余，白色，某叶似槐，其花似皂荚，其荚似萹豆，其子似赤小豆，惟半截红半截黑为异。今广东担子上，以线缀成串，或作首饰以货之。其性味苦平，有小毒，能吐人，及治猫鬼夜道病。俗又呼为云南豆子，又能治蛊毒，除一切虫。《搜神记》云：大夫韩凭妻美，宋康王夺之，凭自杀，妻投之台下死，王怒，令冢相望，宿昔有文梓[①]木生二冢之端，根交于下，枝错其上，康王哀之，因号相思子。此说段公路北户录亦载之。

① 文梓：有纹理的梓树，为良木美材。

卷　三

毒草部

土大黄一

大黄，《本经》谓之黄良，后人谓之将军，以其有伐邪去乱之功也。古人以出河西、陇西者为胜，今以庄浪所产者为佳，故一名庄大黄。庄浪县即古泾原陇西地，至川中所出有锦纹者亦可用。味苦气寒，色黄臭香，紫地有锦纹，方堪入药。若此种土大黄，中微淡不黄，只可用为香料，盖其性不能通利，若误服之，且能燥肠护秽，当细辨之。

炳章按：大黄，九、十月出新，陕西、甘肃凉州卫出者，坚硬、紧结、色黄，头起锦纹似冰旋斑为最佳，故俗名锦纹大黄。河南西宁州出者，形状与前相类，质略松，或曰中大黄。四川出者空松，为马蹄大黄，最次。山西亦出名味黄，久而变黑，更次，皆不堪药用。郑君所云土大黄，或即此类也。

附子二

附子，以蜀地绵州出者为良，气味辛热，有大毒，主治风寒咳逆，邪气寒热，踒躄[①]拘挛，膝痛不能行步，破癥坚积聚、血瘕金疮。今陕西亦

① 踒躄（wō bì 窝比）：犹瘫痪。

莳植附子，谓之西附，性虽辛温，而力稍薄，不如生于川中者土厚而力雄也。闻肆中有一种洋附混售，性味既劣，力量更逊，一经炮制，既难辨识，不免害人。更有一种臭附，尤不可用，慎之，慎之。

炳章按：附子，八、九月出新。四川成都彰明产者为川附，底平有角，皮如铁，内肉色白，重两许者，气全最佳。性潮，鲜时用盐渍腌，盖不腌易烂。然经盐渍过，性味已失，效力大减，景岳先生已辨之详矣。陕西出者为西附，黑色干小者次。

天雄三

天雄，气味亦是辛热，有大毒。《本经》主治稍异而旨则同。凡附子种在土中，不生侧子，经年独长大者为天雄，仍是蜀地绵州所产者为胜。近今每有以厚附伪充，施之重症必不能奏效矣。

炳章按：天雄与附子同物，亦产四川彰明者良。凡长大端正，不生侧枝，独长本身，每个在三两上下者，即名天雄，非别有一物也。厚附片，乃四川鲜附子制而切片，不经盐渍洗漂，效力且比本漂淡附片胜数倍。凡用淡附片二钱，厚附片只能用一钱，因其力猛也。

麻黄四

麻黄，始出晋地，今荥阳、汴州、彭城诸处皆有之，气味苦温，无毒，春生苗纤劲直，外黄内赤，中空有节，如竹形，宛似毛孔，故为发表出汗圣药。市肆有以蓆草伪充，气味既别，力量毫无，重症用之，不免贻误。

炳章按：麻黄，九、十月出新。山西大同府、代州、边城出者肥大，外青黄而内赤色为道地。太原陵垢县及五台山出者次之。陕西出者较细，四川滑州出者黄嫩，皆略次。山东、河南出者亦次。惟关东出者，细硬芦多不入药。若蓆草伪充，更为害人矣。

北干姜俗省作姜五

土北姜，温州所产，质松不结，味淡不辛。又有一种洋北姜，气味尤劣，更不可用。按北干姜气味辛温，其色黄白兼见，乃手足太阴之温药也。凡制干姜、炮姜，当以三衢开化产者为佳。用母姜水浸，晒干，以肉厚而白净，结实明亮如天麻者良，故又名白姜。近今药肆且有以伤水变味之生姜晒干炮用，未免有名无实，误人匪浅。

炳章按：干姜，湖南均州出，小双头内白色为均姜，最佳。浙江台州出者为台姜，个小，肉黄黑色者次。其他江南、江西、宁国、四川皆出，总要个大坚实，内肉色白为佳。

高良姜六

陶隐居言：高良姜始出高良郡，故得此名。《别录》云：气味辛，大温，无毒。主治暴冷，胃中冷逆，霍乱腹痛。近有伪品色黑而暗，不黄，根瘦无味，非高良所产，不可用。用之反有害矣。

炳章按：高良姜，广东海南出者，皮红，有横节纹，肉红黄色，味辛辣，为道地。出货多，用途少，伪者鲜见。《南越笔记》云：高良姜出于高凉故名，根为高良姜，子即红豆蔻。子未坼，含胎[①]盐糟，经冬味辛香入馔[②]。又云：凡物盛多谓之寇，是子如红豆而丛生，故名红豆蔻。今验此花深红如灼，与《图经》“花红紫色”相吻合。花罢结实，大如白果，有棱，嫩时色红绿，子细如橘瓤，所谓含胎也，老则色红，即《草木状》之生姜，《楚辞》之杜若[③]也。

① 含胎：指植物孕穗。

② 馔（zhuàn 转）：饮食，吃喝。

③ 杜若：香草名。多年生草本，高一二尺。叶广披针形，味辛香。夏日开白花。果实蓝黑色。《楚辞·九歌·湘君》：“采芳洲兮杜若，将以遗兮下女。”

川椒七

川椒，《本经》名蜀椒，列于中品，产于巴蜀，颗如小豆而圆，皮紫赤色，皮厚而裹白，味极辛烈而香，凡闭口者去之。近有土椒，色黑无味，又安能温中散寒乎？

炳章按：花椒，山野自出，干高五六尺至丈余，梗生小刺，叶为对生羽状复叶。春日开小花，黄绿色。初夏结实圆小，始色青绿，热则变赤，裂开香气甚烈，即《本草》所谓之椒红也。产地首推中州，名曰南椒，颗粒大，外紫里白，气味浓厚，椒多目少，最佳。江浙间酿酒家皆需此。产于蜀者名川椒，产于秦岭者名秦椒，颗粒略小，尚佳。产于山东即墨县者名东椒，又名女姑椒，色红黑，气味较薄，为次。江淮间产者，名土椒，色青黑，粒小味淡，更次。

吴茱萸八

伪名洋吴萸，味较辛辣，颗粒又小，服之反有头痛，贻害匪浅。按吴茱萸，江、浙、蜀、汉皆有，多生吴地，故名吴萸。味辛温，有小毒。木高丈余，叶紫色，似椿而阔厚，开红紫花，结实累累成簇，似椒子而无核，嫩时微黄，熟则深紫，形色可辨。幸勿用洋吴萸，而贻害不少也。

炳章按：吴茱萸，上春出新。湖南长沙、安化及广西出者，粒大梗亦多，气味触鼻，皆佳。浙江严州出者，粒细梗少，气味略薄，亦佳。洋吴萸，气味皆淡，不入药用，惟近年绝少到。

半夏九

伪名洋半夏，形虽似而粒不圆，不知何物伪充，误服有害。按半夏气味辛平，有毒。青齐江浙随处有之，生于泽中者，名羊眼半夏，总以圆白为胜，陈久者良。若此种洋半夏，殆亦由跋混充欤。由跋即天南星之小者，绝类半夏，幸勿误用。

炳章按：半夏，三、四月出新，杭州富阳出者，蒂平粒圆，色白质坚实，惟颗粒不大，为最佳。衢州、严州出者，略扁，蒂凹陷，色白微黄，亦佳。江南出者，粒小，江北出者，如帽顶形，皆次。四川荆州出者，粒圆而大，色白质松，有筋，落水即胖大易腐，亦次。饶州、泾县、扬州、泰兴出者，皆松碎，不道地，不能切片，漂作半夏粉用尚可。福建出者，浸入水中即腐烂，更次，不入药用。郑君云：南星之小者，绝类半夏。然南星无论大小皆极扁，不若半夏之圆，以此分辨，不能可伪也。

苏戈夏十

苏制半夏，当以宋公祠所制为胜。因半夏性燥有毒，故用法制之，性较和平，去痰之功虽缓，然素体属火者，颇见相宜。近今伪药杂出，因苏夏盛行，上海各处均有仿制，制法不同，功力自逊。而肆中所售土苏夏者，系用半夏研末，调面粉米泔搓为圆粒，假充上海苏夏，以伪乱伪，殊堪痛恨。

炳章按：苏州戈制半夏，不但各地仿制作伪，且现洋托民信局去购，亦多赝品。因该地信局，与伪半夏店订有私约，与信局以重大回扣，而寄来仿单，亦属相同，惟半夏色黯不香，无玉桂气，戈老二房真者，其色黄亮，气香有玉柱气。欲购真者，必须托邮局汇洋挂号，寄苏州阊门临赖路戈老二房半夏店，则不致误购伪品耳。且戈半夏方虽秘制，大约与《本草纲目拾遗》内“宋公夏”相类，有肉桂，性温燥。炳章实验治寒湿痰上壅气喘确效，凡治阴虚热痰气喘，苟误服之，必因燥热而咳血自汗，愈速其死矣，尤当注意之。

商陆十一

伪名次商陆，即俗所称猪卜卜者，其性无从稽考，万不可服。按商陆气味辛平，有毒，主治水肿，痈肿，杀鬼精物。近道所在有之，春生苗高二三尺，茎青赤，极柔脆，叶如牛舌而长，夏秋开花作朵，根如萝卜，似人形者有神，有赤白二种，白根者花白，赤根者花赤，白者入药，赤者毒更甚，俗名章柳不可服，服之见鬼神。嗟嗟！同是一种，根色赤者，尚不可用，况猪卜卜之异种乎。

炳章按：商陆，八、九月出新，各处皆出。吾江浙市上通用白商陆，赤者不入药，服之有消烁筋肾之毒，故勿饵。郑君所云猪卜卜，不知其形状若何，因未曾见过，不敢妄评。

常山十二

假者色极淡，真者色带黄，按常山又名恒山，产益州及汉中，今汴西、淮、浙、湖南诸州郡皆有，生山谷间。常山者，根之名也，状似荆根，细实而黄者，谓之鸡骨常山，用之最胜。今市肆所买假常山，不知何物伪充，良可慨已。

炳章按：常山，十月出新，湖南常阳山出者，色黄无芦，形如鸡骨者良，俗称鸡骨常山，为最佳。如外黄内白粗大者，皆伪，是别种树根伪充，不可不辨也。

泻叶十三

泻叶，产自外洋，性味和平，不伤中气，为西药通便妙品，闻市肆有以别种树叶混售，匪特不灵，抑且有害，用者须向屈臣氏药房购取，方不误事。

炳章按：泻叶，诸家本草，皆未搜采，考西药略释水泻门，有新拿俗名洋泻叶，产印度、埃及等处，高约二三尺，亦间有至七尺者，采叶用，形尖味苦不适口，功用能泻大便，宜配别药同服，或泡服，或作散末服，其树长，叶锐尖形，质薄色绿者，亦称道地，有一种叶尖圆而厚，则属赝品，其他辨论甚详，不及备载。日本药物学撮要名旃那药，又名辛那叶，又名泻叶，其普通状态，叶体扁平，而不反曲，质坚强而薄，带黄绿色，叶柄甚短，边缘平坦，顶端尖锐，枝脉为孤状四分出，分甲乙两种，甲种为披针形，长二五仙米至五仙米，幅达于二仙米；乙种较甲为小，为尖卵圆形，长一仙米至二仙米，幅达二仙米。本品为泻利之实验，近今多为泻下药用之。

木部　附果木　香木　寓木

肉桂—

真桂，出桂阳山谷及广州交趾者最佳。必肉厚气香，色紫黯，有油，味甘，尝之舌上极清甜者，方可用。若尝之舌上不清，及切开有白点者，是洋桂，大害人。洋桂尚不可用，近日有伪造肉桂者，闻用杨梅树皮，其形似桂，晒干，以薄桂熬取浓汁，浸润透心，再晒再浸，以香油润过，致色香既无以辨，屡以此等假桂远贩外府县及穷乡僻壤各小肆混售，害人无算。安得有心人，为之严行禁绝乎。

炳章按：肉桂为樟科樟属植物，常绿乔木，种类甚多。产越南、广西热带，当分数种，曰清化，曰猛罗，曰安边（产镇安关外），曰窑桂（产窑川），曰钦灵，曰浔桂。此总名也。又有猛山桂（即大油桂），曰大石山，曰黄摩山，曰社山，曰桂平（即玉桂）。产云南曰蒙自桂，产广东曰罗定桂，曰信宜桂，曰六安桂。最盛产外国者，为锡兰加西耶，皆名洋桂。

大抵桂之鉴别，一辨皮色，二辨气味。辨皮之法，皆以形状比喻。相似名之，曰荔枝皮，曰龙眼皮，曰桐油皮，曰龙鳞皮，曰铁皮，曰五彩皮，曰朱砂皮，曰皱纱皮。皮以二色，惟野生无定形。总不外“结、实、滑、润、净、洁”六字为要，桂性直上，身如桄榔[①]，直竖数丈，中无枝节，皮纹直实，肉如织锦，纹细而明者为上桂。然野生者，间有横纹，其形状必苍老坚结，横直交错，斑点丛生，皮色光润，纹细而滑，亦为野生佳品。若横纹多而色红，皮粗纹粗，如荆棘滞手，皆为下品。此辨皮色之大要也。辨气，观其土产皮色，既知其外，又须嗅其气，尝其味，以知其内，辨气亦有六法：如醇、厚、馨、燥、辣、木虱臭是也，凡试桂闻气，以手摸桂肉数转，闻之即知，如清化桂则气醇而馨，猛罗桂则气厚而馨，安边桂则气馨而不燥，浔桂或燥或辣，或气如木虱臭者，亦有气醇而微带木虱臭者。若收藏年久，燥辣之气消，惟木虱臭卒不能革除，或有馨香，得人工所制，亦带木虱气。皆属伪种。要以馨而纯，如花之清香不杂。若似花椒、丁香气而燥，如山柰、皂角气而辣，皆下品也。辨味嗅气之外，当试以味，试味之法，以百沸汤冲水少许，凉而尝之。当分醇、厚、燥、辣为四味，且汤汁入口。分辨较鼻嗅更易明，必须味醇厚不燥辣者为最佳，不辣之中，先以水辨其味，曰清，曰浊，曰淡茶色，曰米汁，曰乳汁，曰绿汁，曰白水。凡白水，淡茶色，清者味必醇。惟米汁、乳汁、绿水，皆有清浊之分，清者味醇，浊者味燥，然红水间有清浊难分，必尝其味厚而醇者，为野生猛罗之类。味燥者，为钦灵、浔桂之类。绿水亦不一类。如猛罗种，油黑者，水必绿，味多苦，亦有油薄者，水亦不绿。如浔桂之油浓者，则水亦绿，其味必兼燥。清化、安边，其得气清，其油必薄，神桂之油，虽亦厚薄不一。惟五味俱全，有甜辣苦酸，亦有甜馨，而馨总以微带苦酸为正。

---

① 桄榔：亦作“桄桹”。木名。俗称砂糖椰子、糖树。常绿乔木，羽状复叶，小叶狭而长，肉穗花序的汁可制糖，茎中的髓可制淀粉，叶柄基部的棕毛可编绳或制刷子。

总之不得以油之厚薄为定，见水绿红为贵贱，须要别其水之清浊，味之醇燥辛辣，斯可为分辨的确耳，再辨口刀。

清化桂：荔枝皮，朱砂肉刀口整齐，皮肉不起泡点，不见花纹，皮缩肉不凸，实而不浮，皮肉分明，或皮肉之界有线分之，曰银线。最为清品。

猛罗桂：龙眼皮，或五彩皮，或朱砂皮，皱纱皮，固有肉缩肉凸，肉不起，泡点不现，花纹正而不浮。亦为正品。

钦灵桂、浔桂（即瑶桂）二种，皆粗皮横纹，刀口边口起泡，凸皮缩肉，凸红色，泡点花斑皆燥烈。此为下品。

神桂：桐油皮，龙鳞铁甲，皱纱肉，气厚而馨，味厚而醇，为野生神桂之正品。玉板桂，今之蒙自桂也，片平而厚，边卷而浅，肉色黯黄，皮粗而厚，油脂不多，亦称上品。他如皮色青黄，层卷如筒，亦名筒桂，即今安桂是也。又有官桂一种，桂枝即其枝也，出罗定。形如安桂，味淡性薄，卷作二三层者，皆次。

此辨桂之种类优劣，参考前哲名言，征以实验，约略从形态气味言之。惟效用不及再详。据郑君所辨之种，皆非上品，如下品已贱，何必再作伪品，此我浙尚无之。

杜仲二

伪名洋杜仲，又名土杜仲，皮红而厚，少丝。按杜仲之木，始出豫州山谷，得中土之精，皮色黑而味辛平，折之有白丝相连不断，兼禀阳明、少阴金水之精气，故《本经》主治腰膝痛，补中益精气，坚筋骨，强志，除阴下痒湿，小便余沥。若此种洋杜仲皮色既红，则性味自别，又安可用乎？

炳章按：杜仲，乃树之膜皮也，其树之叶，作倒蠢之卵形，端尖，但能剥。杜仲之树干，非高数丈，大可一二人抱者不可。考其年龄，在数十年者，割剖之时间，自五月至九月，过此则不易分剖矣。其皮在根间者，厚松而次，在中段者，皮厚细糯为佳。枝杈以上，皮虽细极薄，效力亦弱矣。产四川绥定、洛阳者，体质坚重，外皮细结，内皮光黑，中层丝厚，扯之韧长如丝者，最佳。巴河产者亦佳。贵州及鄂之施南，湘之宝庆等处产者，皮粗质轻，皆次。浙之温、台与闽省，虽皆有产，质松皮粗，内层丝皮甚薄，皆不道地。

黄柏柏古字作蘗，今省笔作柏三

黄柏，本出汉中山谷，今以蜀中产者，皮厚色深黄为佳。树高数丈，叶似紫椿，经冬不凋，皮外白里深黄色，入药用其根，结块如松下茯苓，气味苦寒无毒，近有一种伪品。色黄而黑，味竟不苦，不知何物假充，用之得无害乎?

炳章按：黄柏，四川顺庆府、南充县出者，为川柏，色老黄，内外皮黄黑，块片小者，佳。可作染料用。湖南及关东出者，为关柏，块片甚大而薄，色淡黄者，次。东洋出者，为洋柏，色亦淡黄，质松，更不入药。

枳壳四

伪名洋枳壳，不知何种果实伪充。或云六、七月采小香栾，伪为枳实、枳壳，或云采枸橘混充。又福州多橘，土人于夏秋间橘子未大，经风雨摇落者，拾而晒之，伪充枳壳，性既不同，误用有害。按《周礼》云：橘逾淮而北为枳。今江南枳、橘皆有，江北有枳无橘，江西多枳，不仅逾淮而始变也。七、八月采者为枳实，九、十月采者为枳壳。气味苦酸，微寒，臭香形圆，花白多刺，穰内黄白，皮色深绿，故又名绿衣枳壳。主散留结，胸膈痰滞，逐水消胀满，能泻上焦气分实邪，为治病要药。若以伪品混售，真草菅人命矣。

炳章按：枳壳、枳实，为老嫩、大小之分别。江西沙河出者，细皮肉厚而结，色白气清香而佳，龙虎山出者亦佳。四川出者，名川枳壳，色黄肉厚，味带酸，次之。江浙衢州出者，皮粗色黄，卷口心大肉薄，亦次。浙江黄埠出者，肉松而大，有灯盏之名，更次，洋枳壳者，或即此也。七、八月采者，小而嫩、肉厚，干之黑褐色，为枳实；九、十月采者，壳大、肉略薄，色白，为枳壳。每个对切为两，皆以翻肚如盆口唇状，须陈久者良。近时有一种臭橘，形亦相似，其气恶浊，不堪入药。

化橘红五

按《岭南杂记》“化州仙橘”。相传仙人罗办种橘于石龙之腹，惟此一株，在苏泽堂为最，故梁氏家藏苏泽堂化州橘皮，著有“橘红歌”，歌长不录。产清风楼者次之，红树者又次之。其实非橘，皮厚内酸，不可食。其皮厘为五片或七片，不可成双。每片真者可值一金，前朝每年所产，循例[①]具文报明上台，届期督抚[②]差亲随跟同采摘批制，官斯土者，亦不多得。彼土人云，凡近化州得闻谯楼更鼓者，其皮亦佳。故化皮者多，真者难得。关涵《岭南随笔》有云：化州署橘树，一月生一子。以其皮入药，痰立解，后为大风所折，即其地补种，气味更殊。今称化州橘红者，率以增城各处所出香柚皮伪代之，气味辛温而烈，气虚及有火者，万不可服，服之即有害。昔丰顺丁中丞抚闽时，赠化州橘皮一个计五片，皮薄色黯黄，微有毛孔，气香味甘。且语先君云：此予官化州学时，署中槛前一株，每年只产数枚，朝夕调护，宝而藏之。且云近化州得闻署中更鼓者，尚可用，舍此皆赝物也。今肆中办有一种皮厚色绿者皆柚皮伪充。医者处方，幸勿轻率频疏绿毛化及化州皮等名，徒服伪药，于病鲜济，不如只用陈久橘皮，较为稳当，愿与同志商之。

---

① 循例：依照往例。

② 督抚：总督和巡抚，明清两代最高的地方行政长官。

炳章按：梁绍壬云：化州橘树，乃仙人罗办，种于石龙腹上，共九株，各相去数武，以近龙井略偏一株为最，井在署大堂左廊下，龙口相近者次之，城以外则臭味迥殊矣。广西孝廉江树玉著《橘红辨》谓：橘小皮薄，柚大皮厚，橘熟由青转黄，柚熟透绿转黄。间常坐卧树下，细验枝叶香味，明明柚也，而混呼之曰橘，且饰其皮曰红，实好奇之过云，或有云近龙井下有礞石，礞石能化痰，橘树得礞石之气，故化痰力更胜。《识药辨微》云：化橘红近日广中来者，皆单片成束，作像眼块，或三十、五十片，两头以红绳扎成一把，外皮绿黄色，内腹皮白色，周身有猪鬃皮，此种皆柚皮，亦能消痰，此近今名白毛红。又一种为世所重，每扎十片如爪，用化州印，名五爪橘红，亦柚皮所制，较掌片略佳，究之较真者远甚也。真化州橘红，煎之作甜香，取其汁一点入痰盂内，痰变为水，此为上品。如梁氏家藏苏泽堂橘红，每一个七破反摺作七歧，晒干气甚香烈，此亦上品也。近今通行有黄色、绿色两种，均七歧对摺，质薄有毛，黄色较绿色尤贵，虽非真品，皆属柚皮之类。然用于寒痰、湿痰病尚效，凡属阴火热痰及肝火烁肺涎痰，皆忌，误用之反增剧，甚则咳血，不可不知也。

橘络六

橘络，即橘瓤上筋膜，《日华子》谓口渴吐酒，煎汤饮之甚效。张隐庵云：能行胸中之饮，而行于皮肤，故又能疏达络气。货缺之时，闻价值甚昂，射利之徒，用白莱菔细切如丝晒干，以橘皮煎浓汁浸润，再晒伪充，橘络色香，几无以辨，巧则巧矣，如斫丧[①]天良何。

炳章按：金御乘云：橘络能宣通经络滞气，予屡用以治冲气逆于肺之脉胀，甚有效。赵恕轩云：通经络气滞脉胀，驱皮里膜外积痰，活血，此

① 斫（zhuó 桌）丧：喻摧残、伤害，特指因沉溺酒色而伤害身体。斫：大锄。引申为用刀、斧等砍。

其效用之实验也。其产地亦有多种，如出广东者，名广橘络，色白，条细，蒂少；出浙江衢州，名衢橘络，色白，络细长，皆佳。出四川者，色白黄，络粗，略次。出台州者，名台橘络，络细少，带蒂，为最次。

内制陈皮七

苏州宋公祠创制陈皮酱，为理嗽化痰妙药，驰名天下，近上海多有伪品，尤而效之。即福州亦有伪制假充，味辛辣虽甜不润，其色粗淡，不堪入药。误服之反见咳嗽，勿用为是。

炳章按：《百草镜》制青盐陈皮，即苏州宋公祠之遗法也，能消痰降气，生津开郁，运脾调胃，解毒安神。方用陈皮二斤，河水浸一日，竹刀轻刮去渣白，贮竹筐内，沸汤淋三四次，用冷水洗净，不苦为度。晒之半干可得净皮一斤。初次用甘草、乌梅肉各四两，煎浓汁拌，日晒夜露，俟酥捻碎如豆大，再用川贝母去心四两，青盐三两，研为细末，拌匀，再晒露，候干收贮。或名参贝陈皮，亦同此法。

木瓜八

伪名洋木瓜，大粒长式，光皮黑色，不知何种果实伪充，万不可用。按木瓜处处虽有。当以宣城产者为胜，陈久者良。气味酸温，皮薄色黄赤，味极芳香，能调荣卫，助谷气，平下利腹痛，去湿和胃，及湿痹脚气，霍乱转筋等症。闻又有木桃、木李形质颇相似，亦可伪充，用者当求真品也。

炳章按：木瓜，为落叶灌木之植物，干高五六尺，叶长椭圆形，至春先叶后花，其花分红白两种，颇美艳，秋季结实长圆形，产地首推浙江淳安县，名淳木瓜，最佳。外皮似皱纱纹，色紫红，体坚结，肉厚心小个匀，湖北宣城产者，名宣木瓜，体结色紫纹皱亦佳，其余紫秋、巴东、济南等处所产，虽亦有佳种，然不及以上两处之美。四川綦江县产者，名川木瓜，质松色黄，皮粗糙无细纹，个大而肉薄，亦次。福建产者，色黄而大味香，不入药用。又一种红梨，皮光肉结实者，亦伪充木瓜，不堪入药。如郑君所云木桃、木李，或即此类，宜慎辨之。

乌梅九

造乌梅法，系取青梅篮盛于竈突[①]上熏黑，若以稻灰淋汁润湿蒸过，则肥泽不蠹。近有以小李伪造充售，则无益而有害矣。

炳章按：乌梅，杭州出者，肉厚核小，色黑，性潮润者佳。绍兴枫桥出者，性燥核大肉薄，色黑微黄者，略次。别处亦出，总要肉厚色黑，性糯为佳。

沉水香十

真黑沉香以海南黎峒所出者为胜，最不易得，次则真腊，次则交广崖州等处。入药须取色纯黑，质不枯，硬重能沉于水者，为上，半沉者次之。近有以老束香有紫油者伪充，性燥烈，质重不能沉水，误人匪浅。

炳章按：《南方草木状》[②]云：交趾有密香树，干如柜柳，其花白而繁，其叶如橘，欲取香伐之，经年其根干枝节，各有别色也，木心与节坚黑沉水者为沉香，与水面平者为鸡骨香，其根为黄熟香，其干为栈香，细枝坚实未澜者为青桂香，其根节轻而大者为马蹄香，其花不香，成实乃香为鸡舌香，同出一树，皆珍异之物也。《香谱》[③]云：沉水香出天竺、单于二国，与栈香、鸡骨同出一树。其叶似橘，经冬不凋。夏生花白而圆细，秋结实如槟榔色紫。似椹而味辛，树皮青色，木如榉柳，重实黑色沉水者即沉

① 竈（zào 灶）突：灶上的烟筒。

② 南方草木状：清·嵇含作。将岭南 80 种植物分为草、木、果、竹四类，写成《南方草木状》三卷，是世界现存最早之区系植物志。

③ 香谱：为记载香品的产地、特征，香方调配，香品修制方法，香事的一类书籍。

香。今复有色黄而沉水者，谓之蜡沉丁。香传云：香之类有四，曰沉，曰笺，曰生结，曰黄熟。其为类也有二，沉香得其八焉。曰乌文格，曰黄蜡，曰牛眼，曰牛角，曰牛蹄，曰鸡头，曰鸡腿，曰鸡骨。皆为沉香也。鸡骨香以其枯燥清浮故名，青桂香即沉香黑斑者也。《倦游杂录》[①]云：沉香木，岭南诸郡悉有之，濒海州尤多，交干连枝，冈岭相接，数千里不绝，叶如冬青，大者合数人抱，木性虚柔，山民或以构茅屋，或以为桥梁，为饭甑[②]尤善。有香者百无一二，盖木得水方结香，多在折枝枯干中。或为沉，或为煎，或为黄熟，自枯死者，谓之水槃香。今南恩、高窦等州，惟产生结香。盖山民入山见香木之曲干斜枝，必以刀斫之成坎[③]，经年得雨水所渍遂结香，复以锯取之。刮去白木，其香结为斑点，亦名鹧鸪斑，燔之甚佳，沉香之良者。惟在琼涯等州，俗谓角沉，乃生木中取者，宜用熏裛，黄熟乃枯木中得之，宜入药用。其依木皮而结者，谓之青桂香，气尤清。在土中藏久不待刓剔[④]而精者，谓之龙鳞，亦有削之自卷，咀之柔韧者，谓之黄蜡沉香，尤难得，此即迦南香也。

《铁围山丛谈》[⑤]云：香木，初一种也，膏脉贯溢，则其结沉实，此为沉水香也。其类有四：谓之气结，自然其间凝实者也；谓之脱落，因木朽而自解者也；谓之生结，先以刀斧伤之，而后膏脉凝聚其间也；谓之蛊漏，因伤蠹而后膏脉亦聚也。四者以自然脱落为上，而其气和；生结、蛊漏则其气烈，为下焉。其外则有半结半不结，为弄水沉因其半结则实而色黑，

---

① 倦游杂录：轶事小说集，八卷。宋·张师正著。

② 饭甑（zèng 曾）：煮饭的蒸笼。甑，古代蒸食的炊器。

③ 坎：低陷不平的地方，坑穴。

④ 刓（wán）剔：削剃。

⑤ 铁围山丛谈：宋朝蔡绦流放白州时所作史料笔记。记载了从宋太祖建隆年间至宋高宗绍兴年间约二百年的朝廷掌故、宫闱秘闻、历史事件、人物轶事、诗词典故、文字书画、金石碑刻等诸多内容，色彩斑斓，异常丰富，可谓一部反映北宋社会各阶层生活状况的鲜活历史长卷。

半不结则不实而色褐。有谓之鹧鸪斑是也。复有名水盘头，其结实厚者，亦近乎沉水香，但香木被伐，其根盘必有膏脉涌溢，故亦结。但数为雨淫，其气颇腥烈，虽有香气，不大凝实，谓之笺香。三者其产占城国，不若真腊国，真腊不若海南黎峒，又皆不若万安、吉阳两军之间黎母山，至是为冠绝天下之香，无能及之矣。范成大曰：沉水香上品，出海南黎峒，亦名土沉香，少大块，其次如茧栗角，如附子，如芝菌，如茅竹叶者皆佳。至轻薄如纸者，入水亦沉。香之节因久蛰土中，滋液下向，结而为香。采时而香悉在下，其背带木性者乃出土上，环岛四郡果皆有之。悉冠诸蕃所出，尤以出万安者为最胜。盖万安山，在岛之正东，钟朝阳之气，香尤酝藉丰美。大抵海南香，气皆清淑，焚一博许，氛翳满室，四面悉香，至烟尽气亦不焦，此南海香之辨也。占城、真腊等香，近年又贵，丁流眉[①]来者，予试之，乃不及海南中下品。舶香往往腥烈，意味又短带木性，尾烟必焦。海北生交趾者，蕃舶皆聚钦州，谓之钦香，质重实，多大块，气尤酷烈，难可入药，南人贱之。蓬莱香者，亦出海南，即沉水香结未成者，多成片如小笠及大菌之状，有径一二尺者极坚实。色状如沉香，惟入水则浮，刳其背带木处，亦多沉。鹧鸪斑香，亦得之于海南。沉水蓬莱及绝好笺香中搓牙轻松，色褐黑而有白斑点点，如鹧鸪臆上毛，气又清婉如莲花。笺香出海南，香如猬皮栗蓬及渔蓑状。盖修治时雕镂费工，去木留香棘刺森然，香之精钟于刺端，芳气与他处笺香迥别。《黎岐纪闻》云：沉水香，俗人以为海南宝，牛角沉为最上，细花次之，粗花又次之。其有成片者，浑沌形类帽者，为帽头沉。虫蚀而有虫空者，为虫口沉。象形取义，各不同也。又有一种曰飞香，如牛筋飞、大练飞、苦瓜飞、麻雀飞等，其形各殊，命名亦异。然飞香内，亦有牛角沉，细花粗花之分，未可概论。大概各香以

---

① 丁流眉：疑为“登流眉”误。登流眉为古国名，约位于今泰国南部马来半岛洛神附近，所产沉香较为著名。

沉水不沉水分贵贱耳。然香之出也有神，黎中人往往于山内偶遇香，用草缚其树，以作记。急取斧斤砍之，及再至其处，则草移别树，而原香亦不可复得耳。

综观诸贤辨香之产地，结香之原因，香类之鉴别，已阐发无遗，毋庸炳章再辨矣。兹据前贤所名牛角沉，即今之墨沉，最上品是也。所谓鹧鸪斑、蓬莱香、帽头沉、虫口沉，即今之将军帽鱼片沉之类是也。今之所谓毛沉者，实为前贤所谓香外削去之木也，为最次，不入药用，不可不知也。

降真十一

降真香，以舶上来者为番降，色紫而润，最为真品。近市肆竟以苏木煨半透伪充，苏木虽似降真，但降真气味辛温，能止血。苏木气味甘平，能破血，性既相反，功又悬殊。用者宜细辨之。

炳章按：朱辅山云：真降本出南海山中，今溪峒僻处所出者，似是而非，劲瘦不甚香。《真腊记》云：降香生丛林中，番人颇费砍斫之功，乃树心也，其外白皮厚八九寸，或五六寸，焚之气劲而远。《稽含草木状》云：紫藤长茎细叶，梗极坚实，重重有皮，花白子黑，其截置烟焰中，经久成紫香可降神，故名降香。按纪氏所说，与前说稍异，岂即朱氏所谓似是而非者乎？抑中国出乎？与番降不同乎？郑君所云或南降乎？惟苏木混充，恐非事实。盖降香色紫黑坚致，气香有辛辣气。苏木色黄微红，质脆松，气微香如柏树气，形色气味，皆有不同。且降香出货亦多，价值低廉，恐不易混充耳。

乳香十二

乳香，名薰陆香，苦温辛香，善窜入心，活血舒筋，生肌止痛，能通行十二经。西出天竺，南出波斯等国，圆大如乳头，明透者良，为疡科要药。今市肆多以枫脂松脂混充，误人不少。

炳章按：乳香，出暹逻等处，为薰陆树之脂，以透明黄亮，形如乳头者，为滴乳香，最佳。去油以水煎烊，去底脚皮滓，投入冷水内，乳香则凝结成颗粒如黄豆，沉于水底，油得如脂，则浮于水面，去之，以此制法，为最道地，炒之则油仍不净，且增火气。又一种名包乳，色黄如粉屑，砂石搀和甚多，价虽较廉，然货次不堪药用耳。

梅冰片附假黄三仙　熟老片十三

伪名樟片，即樟脑，用西法提出伪充。按冰片《唐本草》名龙脑香，以白莹如冰及作梅花片者为上品，气味辛苦，微寒无毒，故喉证、目疾、痔疮外科多用之，且功能通诸窍，散郁火。若樟脑之性辛温，判若天渊。更有一种熟老片，系将洋樟片掺用，以伪乱真，害人匪浅。近日黄三仙，且有陶黄研末掺入者，此又不可不知矣。

炳章按：梅冰，一名龙脑，产大泥者，色白，光亮，片薄最佳。文来出者，色亦白，光略呆略次，呷喇叭出，色呆片厚，有木屑掺杂，次。麻城丁家路吕宋龙门泊等处出皆次。广西百色县蒸熬大枫叶，以炼液结晶成粉，为制冰片之原料，曰艾片，亦伪作冰片，惟治疥疮，能杀虫，辟臭秽亦佳，只可作外治药用。凡合丸散内服药及眼药内，切不可充用，有毒，用之害人匪浅。又一种樟冰，用樟脑同薄荷升炼，亦只能用于杀虫疮药，重要丸散，亦不可用。此皆伪货也。《化学易知》云：龙脑亦树液也，树上钻空，其汁流出而自结，取而蒸之即得。但其性与樟脑不同，更能飞散香气，颗粒皆不同，此为长方形，樟冰为八面形；龙脑原质，比樟冰多轻气二分。大抵真者别头梅、二梅、三梅，以片之粗细分贵贱耳。惟四梅片细质不纯，为最次，不宜合药用。再冰片忌与酒同服，若与酒同服钱许，即正气散乱，血脉沸腾，必致七窍流血，须臾而死。凡中其毒者，宜即饮新凉水，毒自解。

琥珀十四

琥珀出西番、南番，及松树枫木津液坠地，多年所化。色黄而明莹者，名蜡珀；色若松香，红而且黄者名明珀；有香者名香珀，出高丽、日本者色深红。凡中有蜂蚁松枝，形色如生者尤好。当以手心摩热，拾芥[①]为真。气味甘、平，无毒，能安五脏，定魂魄，消瘀血，通五淋。近有以松脂伪造混售，松脂气味苦温，性不同则功自别。

炳章按：《南蛮记》云：宁州有折腰峰，岸崩则蜂出，土人烧冶以为琥珀。常见琥珀中，有物如蜂形。此说亦难凭信。《列仙传》云：松柏脂入地，千年成为茯苓，茯苓化为琥珀。今泰山出茯苓，而无琥珀，益州永昌出琥珀，而无茯苓，亦无实据。或言龙血入地为琥珀，或言虎死时目光沦入地生琥珀，故又名虎魄。此属无稽神话，更无价值可言。《元中记》言：松脂入地为琥珀。《广志》云：哀牢县生有琥珀，生地中，其土及旁不草，深者八九尺，大者如斛，削去外皮，中成琥珀，初如桃胶凝结成也。《滇志》云：云南丽江出者，其产地旁不生草木，深八九尺，大者如斗，削去外皮，中成琥珀，红大明透者为血珀，最佳。黄嫩者力薄为金珀，次之。今蛮地莫对江猛拱地产此。夷民皆凿山而得，与开矿无异。《滇南杂志》云：琥珀产缅甸诸西夷地，以火珀及杏红血珀为上，金珀次之，蜡珀最下，供药饵而已。又云珀根有黑有白，有如雀脑。据诸家所说，是属矿物质无疑。《化学易知》云：琥珀为地内变化之松香，内含数种松香之质，《史廷扬说琥珀》云：琥珀为松柏等脂，埋置土内，日久遂成化石，虽云矿物，仍胚胎植物者也，其成分纯属有机化合，平均百分中含炭素七八点九四，水素一〇点五三，酸素一〇点五三。又往往有小虫肢体混合其内，是必当

① 拾芥：吸引芥草。明·周履靖《群物奇制》："磁石引针，琥珀拾芥。"

时虫类飞行，适触流动状之脂质中，陷入不复得说（《南蛮记》所说或此类欤），遂并而为一焉。色黄而赤，又有呈褐色者，艳红与黑，殆所罕见，则体为不规则状，多小颗，德国柏林博物馆所藏重量达十八磅，洵世界最大之产物也。性脆为半透明体，重量极低，与水相若。倘置于一另五一另九之海水中，则浮而不死，硬度二乃至二五，较石膏犹过之，以铜片擦之，则易损伤，以布摩之，生强电气，能引纸片毛发等，但传热极钝，加热至摄氏一百五十度而始柔软，二百度至三百度而始溶解，若投于火最易燃烧，放黄焰与香气，其残余之灰烬，适如海绵状之炭物质，亦一奇观矣。其生产地，在北德之波罗的海滨，就中摩麦旦泽间，产额最多，其状态可分为二，其一属第三纪之下部渐新统，与褐炭层俱现，为母床。其二过海波之冲击，及风雨冰雪之作用，离母床，杂海沙而漂积，其产于海滨者，称海琥珀，质纯而均，历久不变色，比之山产，实远过之。一千八百六十年顷，撒谟兰岛发见琥珀母床后，其坑道近傍，常有天然露出者，与前纪之海滨产，同为北德之特色，此系德国产之琥珀，科学之研究也。更据中国产之琥珀，以药用者之鉴别，以深红明透质松脆者为血珀，最佳。广西产者，色红明亮为西珀，亦佳。黄嫩者次之，金珀更次。厦门产者，色淡黄有松香气，为洋珀，更次。他如云贵边省人死以松香榇填材底，伏土深久，松香由黄转黑，土人名曰老村香，以充琥珀。年久古墓中往往发见之，然神色黑无神光，仍含松香气，为最次，不入药用。欲辨真伪，试将琥珀摩擦之，能发电气，拾芥者真，伪者不发电气，放樟脑臭，置酒精中最易浸入，以刀削之，不能粉末而为小片，其硬度比天然产为高，皆为伪品。真者刀刮松脆成粉，凡安心神，定魂魄，宜生用。与灯心同研，去灯心，眼科宜入豆腐内煮用。

茯苓十五

茯苓，当取整个切片，照之微有筋膜者，真，切之其片自卷，以结白为上。近来有一种镜片，多以米粉和苓末假造混充，闻又有以米粉包裹松根造成整个者，亦宜细辨。

炳章按：宗奭曰：茯苓，生于多年大松之根，乃松之精气盛而抑郁，发泄于外，结为茯苓，故不抱根，离其本体，有零之义也。精气不盛，止能附结本根，既不离本，故曰茯神。《淮南子》云：千年之松，下有茯苓，上有菟丝。宗奭曰：上有菟丝之说，甚为可信。时珍曰：下有茯苓，上有灵气如丝之状，土人亦时见之，非菟丝也。《典术》云：松脂入地，千年为茯苓，望松树赤者，下有茯苓。此皆言天然野生之茯苓，其生长在十年或数百年不等，得松之精气足，其皮黑皱，其肉坚致结白，不论何地产，皆为佳品。惟云南产，天然生者为多，亦皮薄起皱纹，肉带玉色，体糯质重为最佳，惜乎出货不多。其他产临安、六安、於潜者，种苓为多。其法用本地天产鲜茯苓捣碎如泥，种于肥土山叶茂松根上，先将松根傍离根二尺余，掘去泥土至见松根，将茯苓屑每株约一两，以竹箬裹附松之支根上，阅半年，施肥料一次，至三年起掘，则成二三斤重量之茯苓，然其生结不在原种根上，随气息止而结苓。往往有种于西杈根而结苓在东杈根，间有种而不结者，且松根下结苓，而叶必萎黄，或发红色，此即松之精气，收聚凝结为苓也。故土人望而即知其谓有苓，种苓外皮松浮而厚，内肉松而不坚结，色白无神，即种苓也，为次。凡茯苓有筋者去之。雷敩[1]云：茯苓有赤筋者，误服令人目中有星，多服致目盲，服茯苓者注意之。

---

① 雷敩（xiào 效）：南北朝刘宋药学家，生活在公元5世纪。所著《雷公炮炙论》，是我国最早的制药专著。

茯神十六

茯神，真者木心或在旁，或在中，亦不止一心，切开有筋膜者是也。假者木心在中，且止一心，而无筋膜。

炳章按：茯神，即茯苓之抱木中心者，茯苓乃得松之气，自作块而大，不附着根，其抱根而青虚者，茯神也，其余鉴别法，详前茯苓条下。

血竭十七

血竭，一名麒麟竭。甘、咸，平，色赤，专入血分。散瘀生新，止痛生肌，善收疮口。《南越志》[1]云：麒麟竭是紫铆树之脂也，出南番，欲验真伪，但嚼之不烂如蜡者为上，磨之色透指甲者方真。今有以海姆血伪充者，味大咸，有腥气，不堪入药，须明辨之，毋为所误。

炳章按：苏恭曰：麒麟竭，树名渴留，紫铆，树名渴禀，二物大同小异。马志曰：二物同条，功效亦别。紫铆色赤而黑，其叶大如盘，铆从叶上出（炳章按：紫铆俗名紫草茸，乃此树上虫所造成，故《纲目》列入虫部）。麒麟竭色黄而赤，从木中出如松脂。颂曰：今南番诸国及广州皆出，木高数丈，婆娑可爱，叶似樱桃而有三角，其树脂从木中流下，滴下似胶饴状，久而坚凝乃成竭，色作赤色，采无时。旧说与紫铆相类，而别是一物。功力亦殊。《一统志》[2]云：血竭树略似没药树，其肌赤色，采法亦于树下掘坎，斧伐其树，脂流于坎，旬日取之，多出火食国。考诸家辨正，血竭确别有一物，惟《南越志》言是紫铆之脂，或亦传讹之辞。总之，血竭色要鲜红有光，质体要松，试之以透指甲者为真，以火烧之，有赤汁涌

---

① 南越志：南朝宋沈怀远撰，该书内容丰富，涉及岭南地域沿革、地方山川名由、民间传说、风俗习惯以及珍稀物产，尤以动、植物为最，可供学者研究岭南史地、民俗、生物等参考。

② 一统志：指官方的地理总志。

出，入纸无迹晕，久而灰不变本色者为麒麟竭，最佳。色紫黑质坚，外竹箬包裹者为鞭竭，略次。伪者以松香火漆做成，入火滴纸有迹晕，宜辨之。

阿魏十八

阿魏，辛，平，入脾胃，消肉积，杀细虫，去臭气，出西番，木脂熬成，气味极臭，试取少许，安铜器一宿，沾处白如银汞者真，今人多以胡蒜白伪造之，用者不可不慎。

炳章按：《新疆杂记》云：阿魏，伞形科之多年生草本也，高三四尺，茎径寸许，叶淡红色。五六月间，花丛生于顶，如茴香，气非常之臭，偶一沾之，数日不能去。其液名阿魏精，人取之贩卖，每斤价钱八钱，根茎如萝卜。径三四寸，长尺余，人取之以熬膏，每斤价钱三四钱，此即真阿魏也。《五杂俎》[1]云：黄金无假，阿魏无真。《本草纲目》则云：黄芩无假，阿魏无真，皆状其得之之难。而不知新疆塔城、伊犁镇西，以及迪化之孚远奇台等处，遍野漫山，直有用之不竭之势。牵羊、毒羊之说，尤为谬妄矣，且产于伊犁者，其味特香，尤为奇品。《觚剩》[2]云：《诺皋》[3]载波斯国出阿虞，长八九尺，皮色青黄，三月生叶似鼠耳，断其枝汁如饴，久而坚凝名阿魏。《本草》亦从之。近有客自滇中来，言彼处蜂形甚巨，结窝多在绝壁，垂如雨盖。滇人于其下掘一坎，置肥羊于内，令善射者飞骑发矢，落其窝，急以物覆坎，则蜂与羊共相刺扑，二者合并，取出杵用，是名阿魏，所闻特异。此说谬妄，不能取信，附录以待考正。据诸家本草亦多从植物类而生，并无此议。考近今市用色黄溏者曰溏魏，佳。黑者名砂

① 五杂俎：明代的一部著名的笔记著作，明谢肇淛撰。全书十六卷，说古道今，分类记事，计有天部二卷，地部二卷，人部四卷，物部四卷，事部四卷。

② 觚剩（gū shèng 古剩）：笔记体小说，清代纽琇所作，共十二卷。

③ 诺皋：唐·段成式著《酉阳杂俎》有“诺皋”“支诺皋”等篇，专记怪力乱神之事。后借指神怪小说。

魏，次。按阿魏有三试法，以半钱阿魏安于铜器中一宿，有魏沾处如银者真；以一钱入五斗草自然汁中一宿，至明日如鲜血者，亦佳；一钱安柚树上，立干者亦佳。

天竹黄十九

天竹黄，生南海镛竹中，此竹极大，又名天竹。故宗奭云：是竹内所生，如黄土，著[1]竹成片者，今剖诸竹内，往往得之。按李时珍有言：竹黄乃大竹之精气结成，其气味、功用与竹沥同，而无寒滑之害。气味甘寒。凉心经，去风热，清痰火。真者难得，故肆中有伪品，或云即土石所造，色杂不可辨，用者不可不慎也。

炳章按：李时珍《本草纲目》释名条下采注吴僧赞宁《笋谱》云：天竺黄生南海镛竹中，又名天竹，此竹极大，其内生黄，可以疗疾，《本草》作天竺之竺，非矣。李息斋《竹谱详录》云：镛竹出广南，绝大内空。节可容二升，交广人持以此量出纳，竹中有水甚清洁，溪涧四月后，水皆有毒，惟此竹水无毒。土人陆行皆饮用之，至深冬则凝结竹内如玉，即天竹黄也。可疗风痫疾。又如相迷竹，生黄州，状与镛竹大同小异，中亦有黄，堪作丸治病，然力不及镛竹云。沈存中《笔谈》补云：岭南深山中有大竹（即镛竹），内有水，甚清澈，溪涧中水皆有毒，惟此水无毒，土人陆行多饮之。至深冬则凝结如玉，即天竹黄也。昔王彦祖知雷州时，盛夏至官山，溪涧水皆不可饮，惟剖竹取水，烹饪饮啜，皆用竹水。次年被召赴关东行，求竹水不可复得，问土人，乃知至冬则凝结，不复成水。适是夜野火烧林，木为煅烬，惟竹黄不灰，如火烧兽骨，色灰而轻。土人多以火后采集，以供药品，不若生得者为善，因生时与竹节贴牢，不易取凿耳。沈、李二公所说竹黄，确是近今天生之老式竹黄。

---

① 著：古同"贮"，居积。

又考日本《竹谱》云：竹实酥、竹膏，皆汉之天竹黄也。因竹枯，筒中之露水，由湿热凝结如麴粉者，名天竹黄。田中方男云：此物系生于竹节间凝结物，大抵由纯粹玻石而成，于东印度中国，以供药剂之用，价甚贵。用于胆液性之呕吐、痰痫、血痢、痔疾及其他相类之症。《林氏本草》云：竹条中之黄，乃竹所含有之乳汁液，干而凝结者，性与新竹之甘味液相同，至于老竹则色液俱变，结为坚块，恰如一种浮石，有异味，而收敛异常，俨如已烧之象牙。印度名之曰竹糖，汉医名曰竹黄。《植物字汇》云：若竹干过于坚密，则其节中以得太阳之温度，而次第凝结之故，自然滴液如蜜，即古来所传竹实酥也。法大字书云：竹节间，有名他伯希尹尔者为玻石质，而杂以灰石质少许，及有机性之物质，是昔所最珍奇者也。由是观之，则老竹节间所潴留之甘液，次第凝结为砂石状者也，其性为玻石质。玻石质者，木贼、麦稗等之坚质所具之质也。本邦九州，竹中有液者甚多，特萨州竹中，出有砂石状之物。迄七、八月割之则出水，十月、十一月则成砂块，灰黄色。

综观东西洋诸学说，其名虽有竹实酥、竹膏等之异。辨其生成形态，与沈、李之发明，亦相吻合，然亦足资参考，以补我中华旧有本草之所未详，比较现行老式片天竹黄一一符合。余如大明云：此是南海边竹尘砂结成者。宗奭曰：此竹内所生如黄土，着竹成片者。马志曰：天竹黄生天竹国，今诸竹内往往得之，多烧诸骨灰及蛤粉等杂之者云云。大抵如近人云人造者。依据此说也，近时作伪者不独以蛤粉等制造，甚至有用水门汀伪造者，可谓天良伤尽者也。然伪造形态易于鉴别，与天然生成者，形色不同耳。

卷　四

石　部

朱砂一

丹砂，始出涪州山谷，今辰州、锦州及云南波斯蛮獠洞中，石穴内皆有，而以辰州为胜，故又名辰砂。大者如芙蓉花，小者如箭镞。研之明净鲜红，斯为上品。近今市肆有以铅丹掺入朱砂，又用代赭掺入辰砂，贻害多矣。

炳章按：朱砂，体质极重，鲜红、朱红色至褐红色之粒块，亦有成细小透明之斜方之结晶体者，或为红色粉末，有时含有机物，则颜色殆黑不明亮，俗为阴沙，实内含有锑质，或铁质、铜及各种硫化物矿相伴，不堪入药。周去非云：据《本草》金石部，以湖南辰州所产为佳，虽今世亦贵之，今辰砂乃出沅州，其色与广西宜州所产相类，色鲜红微紫，与邕州砂之深紫微黑者大异，功效亦相悬绝。盖宜山即辰山之阳故也。虽然宜辰朱砂虽良，要非仙药。尝闻邕州石江溪峒，归德州大秀墟，有金缠砂，大如箭簇，而上有金线缕文，乃真仙药，得其道者，可用以变化形质。试取以炼水银，乃见其异。乃邕州烧水银，当朱砂十二三斤，可烧成十斤，其良者十斤真得十斤。惟金缠砂八斤可得十斤，不知此砂一经火力，形质乃重，何哉？是砂也，取毫末而齿之，色如鲜血，诚非辰宜可及，惜乎出产不丰，不能分销全国耳。今所通行者，皆湖南辰州及云南贵州出者。苟能片大而薄如镜面光亮，色紫红鲜艳明透者为镜面砂，亦佳。如整粒者为豆砂，能起镜面光艳，亦佳；细如粉屑者为米砂，略次。如呆色紫暗不明亮者，即阴砂，内含锑[①]质或铁质，为更次，不宜入药用。

硇砂二

时珍曰：硇砂性毒，服之使人硇乱，故名。恭曰：硇砂出西戎，形似牙硝，光净者良。苏颂曰：西戎来者，颗块光明。大者有如拳，重三四两；小者如指而入药。近有一种如秋石，味咸。又一种如猪肝色，有星点，不知是何石所混充，皆为赝品，不用为善。

炳章按：《石雅》云：硇砂者何，即绿化阿麻尼亚是也，或作□。方书一名狄盐（《日华本草》），一名北庭砂（萧炳四声），又名气砂（《图经本草》）。或作硇砂。硇砂古以出北庭为显，故名北庭砂。北庭即西域火州，在汉为东师前王地，隋为高昌，唐置西州，宋时回鹘[②]居之，元时始名火州。《明史》云：其地多山，青红若火，故名火州。《方舆纪要》云：火焰山在柳陈城东、连亘火州，是火州殆以火焰山得名也。《高昌国传》云：北庭山中出硇砂，山中常有烟气涌起，无云雾，至日光焰若炬火，照见禽鼠皆赤。采者着木底靴取之，皮底者即焦。下有穴生青泥，出穴外即变为砂石，土人取以治皮。苏颂《图经》云：今西凉夏国，及河东陕边州郡亦有之。西戎来者颗粒光明，大者如拳，重三四两，小者如指，边界出者，杂砂如麻豆粒，彼土人谓之气砂。《方舆纪要》谓：兰州南四十五里有硇砂洞，出硇砂。又太原府河曲县西五里有火山，上有硇沙窟，下有气砂窟。若然则硇砂亦出内地边界矣。然而碎如麻豆又杂砂石，则疑与西土来者，

---

① 锑（tī 踢）：一种金属元素。

② 回鹘（hú 胡）：即回纥。我国古代西北方少数民族名。

精粗或异矣。于今所见形块粗末，色带黄赤，味辛咸多孔，遇火白烟如云起，古曰气砂，洵可谓名符其实矣。《新疆矿产调查记》云：硇砂产于阗之鲁村达尔乌兰布孙山，及拜城硇砂山者，为红硇砂，产于库车者为白硇砂。《新疆杂记》云：硇砂产于阗硇付达尔乌兰布孙山，及拜城之硇砂山，库车之大鹊山。徐星伯云：其山极热，望之若列灯。取硇沙者，春夏不敢近，惟严寒时取之。入山采取亦必去其衣服，着以衣包，仅露二目。至洞内凿之，不过二时，皮包已焦，取出砂石，每千斤得纯砂石少许，着石上红色星星，携此必用瓦坛盛之，但坛不可太满，满则受火气熏蒸，致于破裂。硇砂善挥发，受风受湿，皆可发挥净尽。故坛藏必须密闭，贾人在此时，行数日。遇天气晴明无风时，则稍揭其封口，以出火气。又云：运库车时，曾携数十坛，行抵伊犁，则石皆化为黄粉，而纯砂不见矣。若白色成块者不易化，可以及远。内地所谓硇砂即此是也。以上所辨为上品之淡硇，内地不能可得，近今所通行者，皆咸硇、石硇，为不道地。亦有高下不同，如色如朱砂，或淡红起镜面西土产者佳。如猪肝色者，名猪肝硇，或曰洋硇者次之。山西出者为石硇，亦次。陕西出者为香硇，红色者亦佳。湖广出者为咸硇，又名江砂，其色要白者佳，食盐色者次。

风化硝三

风化硝，乃芒硝用萝卜煎炼去咸味，置之风日中，吹去水气，则轻白如粉，故名风化硝。市肆中有以玄明粉伪充者，殊不知玄明粉是用朴硝、芒硝，以甘草煎过，置泥罐中用火升煅。制法既别，功用悬殊，误人不浅。

炳章按：风化硝，乃皮硝所提炼而成。皮硝又名朴硝，产于江北、通州、山东，生于斥卤之地，经冬令西北燥风冷气凝结成硝，扫取即名皮硝，再以皮硝入水煎烊，去杂屑，经宿凝结，状如盐末，名曰朴硝，再以水煎，澄去渣滓，入萝卜数枚同煮熟，倾入盆中，经宿则凝结成白硝如冰。其表部生有细芒如锋者为芒硝，其生牙似圭角，作六角棱，纵横玲珑，名马牙硝。又以其似白石英，故又谓之英硝，其再以萝卜汁煎炼，至去咸味为甜硝。置风日中吹去水气，则轻白如粉，即风化硝是也。若同甘草汁煎过，鼎罐升烧，则为元明粉也。

赤石脂四

赤石脂始出南山之阳，及延州、潞州、吴郡山谷中，今四方皆有，乃石中之脂，故揭石取之。以色如桃花，理腻黏舌缀唇者为上。为少阴肾脏之药，又色赤象心，甘平属土。近有伪品，即黄土混充，色粗不能黏舌，勿用为要。

炳章按：时珍曰：膏之凝者曰脂，此石性黏，能固济炉鼎[①]，盖兼体用而名也。石脂有五色之分。赤石脂原出济南，今苏州、余杭亦出，性不甚佳。《石雅》云：石脂即垩土。垩，白土也。方书名其石脂者具五色，今以赤、白二种验之，亦高岭之类，其赤者殆即所谓红高岭也。吴地余杭山有白垩，色如玉，甚光润，号曰石脂，则白石脂即白垩，愈无疑矣。赤石脂色淡红如桃花色，细腻滑润者佳。近有新式石脂，色赤质粗，不细滑，不知何种土质，其次无疑，不可入药。

虫介部

珍珠一

伪名药珠，每用上海假珠或广东料珠伪充。若研为粉，更难辨识。按

① 炉鼎：炉灶与鼎，炼丹用具。多借指丹田。

珠类不一，入药当以蚌珠为贵，不用首饰及见尸气者，宜拣新完未经钻缀之珠，以人乳浸三日煮过，方可捣研。一法以绢袋盛入豆腐内，煮一炷香，不伤珠质，研细如粉，方堪服食，不细则伤人脏腑。古方外证多用，汤药罕用。近人汤剂喜用苏珞珠，又岂料为假珠所欺诳乎？用者慎之。

炳章按：范成大《虫鱼志》云：珍珠出合浦，海中有珠池，蜑户[①]投水采蚌取之，相传海底有处所如城郭，大蚌居其中，有怪物守之不可近，蚌之细碎蔓延于外者，始得而采之。《岭表录异》云：珠池，在廉州边，海中有洲岛。岛上有大池，谓之珠池。每年刺史亲监珠户入池采珠，以充贡赋，皆采老蚌取而剖珠，池在海上，其底与海通，其水乃淡，深不可测也。土人采小蚌肉作脯食，亦往往得细珠如粱粟（即今之廉珠也），乃知珠池之蚌，随其大小，悉胎中皆有珠矣。而今之取珠蚌者，云得之海边，不得于池中也。其北海珠蚌种类小，土人取其肉，或有得珠者，色黄白不甚光莹（或即今之药珠也）。蚌中又有一种江瑶者，腹亦有珠，皆不及南海者奇而且多。宗奭曰：河北溏濼中亦有珠，圆及寸者，色多微红。珠母与廉州者亦不相类，但清水急流处，其色光白，浊水及不流处，其色暗也。熊太古《冀越集》云：禹贡言淮夷[②]蚍珠[③]。后世乃出岭南，今南珠色红，西洋珠色白，北海珠色微青，各随方色也。予尝见蜑人入海，取得珠子树数株，状如柳枝，蚌生于树，不可上下，树生于石，蜑人凿石得树以求蚌，甚可异也。《南越志》云：珠有九品，以五分至一寸八九分者，为大品，有光彩。一边似镀金者名珰珠，次则走珠、滑珠等品也。《格古论》云：南番珠色白圆耀者为上，广西者次之，北海珠（即药珠）色微青者为上，粉白油

① 蜑（dàn 单）户：蜑人散居在广东、福建等沿海地带，向受封建统治者的歧视和迫害，不许陆居，不列户籍。他们以船为家，从事捕鱼、采珠等劳动。明洪武初，始编户，立里长，由河泊司管辖，岁收渔课，名曰“蜑户”。

② 淮夷：古代居于淮河流域的部族。

③ 蚍（pín 宾）珠：即蚌珠，珍珠。

黄者下也。西番马价珠为上，色青如翠，其老色夹石粉青油烟者下也。凡蚌闻雷则瘷瘦，其孕珠如怀孕，故谓之珠胎。中秋无月，则蚌无胎。《左思赋》云：蚌蛤珠胎，与月盈亏是矣。陆佃云：蚌蛤无阴阳牝牡，须雀蛤化成，故能生珠，专一于阴精也。龙珠在颔，蛇珠在口，鱼珠在眼，鲛珠在皮，鳖珠在足，蛛珠在腹，皆不及蚌珠也。据近时市上所通用，最上者为濂珠，即廉州合浦县珠池所产，粒细如粱如粟，色白光滑有宝光。其次曰药珠，种类甚多，即北海所产，色白黄有神光者亦佳。惟色黑质松者为最次，不入药用。

蟾酥二

蟾蜍，生江湖池泽间，其眉间白汁谓之蟾酥。以油单纸裹眉裂之，酥出纸上阴干用，或以蒜及胡椒等辣物纳口中，则蟾身白汁出，以竹篾刮下，面和成块，干之。闻有一种假酥，系面粉及别药伪造，万不可用。

炳章按：鲍叔真[①]《医方约说》云：蟾酥乃治诸毒之要药也。制合得宜，傅服皆可用。蛤蚆皮即蟾皮也，大能收毒外贴，不可缺也。《嘉兴县志》云：宫中用蟾酥锭，于每年端午日修合，各坊车蛤蟆至医院者亿万计，往时取用后率毙，盖两目俱废，不能跳跃也。东山朱公典院事命止刺其一遍，得苏者甚多。此事似微，然发念甚真，为德不浅。王文谟《碎金方》：取蟾酥法，先将牙皂角三两，煎水三沸，旋候冷，用大口瓮或缸盛水，将癞蛤蟆不拘多少入中，以稀物覆之，勿令跳出，过一宿，其酥即浮水面，若未浮，其酥即在身上矣，可用竹刀刮下用之。《本草明辨》云：端午日以大蛤壳未离带者，合于蛤蟆眉上肿处，用力一捻，则酥出壳内，贮于油纸候干。江南出者为杜酥，要无面块神色起亮光者佳。无锡出者，中有竹节痕。浙江杭、绍出者为片子酥，粉质少者亦佳。山东出者为东酥，色黄黑

① 鲍叔真：《医方约说》为明·鲍叔鼎编撰。

味麻辣，不上二层之货。盖酥本无定色，但验其粉之轻重以为衡，如看成色，以水一碗将酥化开，放入水。如乌见水即变色，水面有泡沫者真，伪者见水不动，而粉质渐露矣。

蕲蛇三

真蕲州所产之蛇，龙头虎口，黑质白花，胁有二十四个方胜文。腹有念珠斑，口有四长牙，尾上有一佛指甲长一二分，肠形如连珠。市肆有用本地白花蛇伪充，欲辨真伪，但视蛇虽干枯，而眼光不陷者为真。故罗愿《尔雅翼》有云：蛇死目皆闭，惟蕲蛇目开如生耳。

炳章按：《虞初广志》云：蚺蛇大者达十余丈，围可八九尺，为蛇中之最大者，故又名王蛇，属动物学蛇类中之阔口类。其部分之构造，头部以下，躯干及尾，无显然之判别。皮肤中含有色素，成特有之体色。外皮半脱数次，谓之蛇脱，此系蛇类之特别机关。因蛇类外皮，无生长之力，故苟躯干增大，势必脱去之也。心脏具二心耳，一心室，故生理学上之消化作用欠缺，而血行迟缓，其所以成冷血动物者此也，此蛇腹部之下，尚存有后足遗迹，由动物学之历史考之，可知其蜕变之迹。现多产热带诸地，岭南亦著，皆夙以为贡品，如《唐书地理》所谓广州土贡鳖甲，蚺蛇是也，常棲树上，虽无毒齿，而筋肉强大，能咬杀人畜，候獐鹿过者，吸而吞之，至已溶化，即缠束大树，出其头角乃不复动，土人每伺而杀之。其所以能吞较己大之动物者，即以此蛇无胸骨，而体中筋肉可任意张缩也。金楼子有《楚辞》云“蛇有吞象，其大如何”之句，或谓指巴蛇，或云即指此也。《埤雅》[①]云：蚺蛇尾圆无鳞，身有斑纹，故如暗锦缬，似龟行地，常俯其

---

① 埤雅：训诂书。宋代陆佃作。佃字农师，越州山阴人。北宋神宗时为尚书左丞，著有《尔雅新义》20卷。本书也是20卷，专门解释名物，以为《尔雅》的补充，所以称为《埤雅》。书中始于释鱼，继之以释兽、释鸟、释虫、释马、释木、释草，最后是释天。

首，胆随日转，上自近头，中自近心，下自近尾。蚺蛇肉，俗谓食之辟蛊毒，其牙长六七寸。土人云：利远行，避不祥。每枚值牛数头，其说亦见于《括地志》。然最贵者为胆，能疗疾。唐时敕令桂贺泉广四州，轮次以进。段公路亦云：广州南海县，每年端午日，尝取其胆贡进，蛇则诸郡采送事参亲看出之。郑重如此。实则由身中具一种特别之液体，利去风湿诸疾。其皮性坚韧，可鞔鼓，今潮州亦有为之者，其声绝类象皮鼓。盖蚺蛇全体殆无一非有用之材也。故叔夜《养生论》云：蚺蛇珍于越土。而南裔《异物志》亦云：蚺惟大蛇，既洪且长，采色驳荦，其文锦章，食豕吞鹿，腴成养创，宾享嘉食，是豆是觞，皆驳之也。特《晋中兴书》所云：颜含嫂，病困，须蚺蛇胆不能得，含忧叹累日，忽一童持青囊授含，乃蛇胆也。其他如《簪云楼杂记》云：沈公某，其乡人也，明万历间巡抚滇南，初至文武来谒，有参将貌甚丑陋，厥首，仅存白骨，绝无额准辅颐，唯目光烁烁腾注，公大惊，独留问故，自言兹地蚺蛇，千岁以上者高数丈，亘四五里，恒宵游遇豺虎诸兽，则及而吞之，其于人亦然。某曾夜归，觉为风摄去，蹶趋如坐丹炉中，万火齐发，腥秽且逼人，某疑入蚺蛇腹矣，亟抽刀割之，约厚五六寸，任此蛇撼天抢地，奔跃数十里外，经时缠出，而此蚺蛇已死，某通体殷红，颊上皮肉俱尽，倦而寝，及寤始疼。阅半载方愈，此约长五里，山中人兢取脂燃灯，鳞火如笠云。据前辨，蚺蛇乃产两广深山热带地者，故其形甚大。我浙江金衢严等所产亦多，惟大者绝少。是蛇一日中惟午时开眼，其捕法，以长竹竿端系绳圈，打于丛草上，如下有蚺蛇，则草经打摇动，而蛇遂直立欲扑状，即以绳圈套于蛇身抽紧，则蛇将绳缠紧，遂持竹竿于石上，将竹竿压于蛇上，以利刃剖蛇腹去肠脏，以竹枪撑而晒干。惟胆亦取出收藏，以作药用。郑君有言以白花蛇伪充，白花蛇甚小，重不及两。干蚺蛇大者十余两，小者五六两，断不能可充，且白花蛇价昂蚺蛇十倍。惟初生小蚺蛇充白花蛇，或亦合理。惟斑纹亦有不同耳。

红点蛤蚧四

蛤蚧，生岭南山谷及城墙，或大树间。形如大守宫，身长四五寸，尾与身等，自惜其尾，见人取之。多自啮断其尾而去，药力在尾，尾不全者不效。《北户录》云：其首如蟾蜍，北绿色，上有黄斑点，如古锦纹，其声最大。苏颂云：入药肆须雌雄两用最灵，或云阳人用雄，阴人用雌。雷敩曰：雄为蛤，身小尾粗；雌为蚧，皮细口尖，身大尾小，气味咸平有小毒。治虚劳嗽喘，助阳益精，大有奇功。李珣曰：凡用须炙令黄色熟，捣，口含少许，奔走不喘息者为真也。今市肆有一种红点蛤蚧者，有大毒，万不可服。用者须拣尾全者，细验皮色，有无红点，方可入药。

炳章按：《檐曝日记》云：蛤蚧，蛇身而四足，形如虢虎，身有瘢，五色俱备。其疥处又似蛤蟆，最臭恶。余初入镇安，路傍见之，疑为四足蛇，甚恶之，问土人乃知为蛤蚧也。郡衙傍山，处处有之，夜辄闻其鸣。一声曰蛤，一声曰蚧，能叫至十三声方止者乃佳。其物每年一声，十三声则年久而有力也。能润肺纳气，壮阳益气，口咬物则至死不释，故捕者辄以小竹片嬲[①]之使咬，即携之来，虽已入石缝中，亦可乘其咬而掣出也。遇其雌雄相接时取之，则有用于房中术，然不易遇也。药肆中所售两两成对者，乃取其两身联属之耳。其力在尾而头足有毒，故用之者，必尾全而去其头足。郑君云红点，或指活时言，其活时身上五色俱备。在市上通行者，色皆青绿色，有鳞鬣而无红点也。

苏蜈蚣五

蜈蚣，以苏州产者为良。闻苏人采取生草堆积腐烂，日久便生，曝干

① 嬲（niǎo）：戏弄。

外货，背光脊绿，足赤腹黄，此易辨物也，舍苏蚣均不可用。市肆有以本地所产混售，闻有一种千足虫，一名马陆，形最相似。若误用之，并把着腥臭气入顶，皆能毒发致死，不可不慎。

炳章按：蜈蚣，江苏苏州洞庭山出者多。头红身黑有光，大者最佳。常州吴江县锅山出者少，头红身黄色略次。四川出者，头黄褐色，身黑褐色，小多力薄亦次。浙江余姚县出者，头亦红，身黑褐色略次。大抵用者须择长大头尾全，全身黑而有光者为道地。项元麟曰：近时有一种千足虫，其形相似，惟头上有白肉，嘴尖者，最毒。不宜作蜈蚣用。

绛纬六

用洋红染轻麻伪充，以指蘸水，略搓便见。按绛纬乃红花所染，红花苦温入肝经血分，丝为蚕之精气，可以息内风。制为纬又取其通络，故古方肝着汤用之辄验。若以洋红染造，则失之远矣，况洋红有毒乎？尤可恨者，近日医家疏方，已经旁注洋红染不用，而贪利之徒，偏以此欺骗病家，是太无天良者矣。

炳章按：绛纬，如系真红花水染者，滚水泡之，永不变色，入罐煎过，则成黄色者真。若用洋红水染者，水泡其水即红，以此分辨，万无一失。

䗪虫非蔗虫七

䗪虫，《本经》名地鳖，《别录》名土鳖。形扁如鳖，有甲不能飞，小有臭气。此物好生鼠壤及屋壁地棚之下，气味咸寒有毒。专破癥瘕。考仲景《金匮》鳖甲煎丸用之，殆病疟日久，结成癥瘕，大黄䗪虫丸用之。治虚劳腹满，内有瘀血，下瘀血汤用之。治产后腹痛，内有干血，土瓜根散用之。治经水不利，少腹满痛，以其消癥而破瘀也。去冬因用䗪虫，以催痘浆，调查各药铺，方知所制鳖甲煎丸、大黄䗪虫丸，皆用蔗虫，以讹传讹，皆由吾国药剂师互相传授，未读方书，不明本草，以致贻误匪少，堪发一叹。不观夫古人制字，“䗪”字其下从虫，“蔗”字其上从草（或作樜旁从木），足证蔗虫由草本而化生，非如䗪虫之从湿土而出也。又按蔗虫，气味甘微寒，为发痘行浆，托痈清毒之妙品，且能化痰醒酒，和中利小便。产广东潮州及福建漳泉蔗田中，形如蚕蛹，食蔗根而化生，土名蔗蛄。其味甘美，土人有用之以佐酒席。考《本草拾遗》及《南京医学报》均有发明。可见䗪虫与蔗虫，性味不同，形质亦异。古人定方用药，各有主义，胡得妄行配制，以失效用。伏望热心同道，与药商知好者，将此通告，苦劝改良，幸勿再蹈故辙，是所跂祷。

炳章按：王士雄云：潮州蔗田接壤，食蔗之虫，形如蚕蛹而小，味极甘美，性凉，解热毒，助痘浆，可与兰虫并傳。施可斋《闽杂记》[①] 云：漳泉各处，二三月间，市上卖生熟甘蔗虫。甘蔗老根中生也，生者如蚕而细，灰白色，光润无茸毛。熟者以油灼过，拳曲如蜂，淡黄色，味极鲜，佐酒尤佳。考甘蔗性寒，故王维谢赐樱桃诗：饱食不须愁内热，大官还有蔗浆寒。此虫既生蔗中，宜亦性寒矣。而吾乡医者，治小儿痘浆不起多用之。或有云性热，本草不载，不能辨也。又据《两般秋雨庵随笔》[②] 载姚承宪“咏甘蔗虫”诗：“蕴隆连日赋虫虫，渴念寒浆解热中；佳境不须愁有蛊，蔗生原可庆斯螽；似谁折节吟腰细，笑彼含花蜜口空；毕竟冰心难共语，一樽愁绝对蛮风。”玩诗次句，似亦谓其性寒，惟云蕴隆连日，则是夏月方有。诗在粤中所作，岂粤中夏月始卖，而漳泉独早在二三月耶。而郑君出产时期，亦未辨明。惟气味甘微寒，发痘行浆等效用，确与王施二君发明吻合。郑君所言，可见皆从实验，吾于斯益信。惟䗪虫确是地鳖虫，即仲

---

① 闽杂记：是清道光至咸丰年间在福建为幕僚的浙江钱塘人施鸿保（字可斋）所著。

② 两般秋雨庵随笔：是一部著名的丛著杂纂类笔记，内容十分丰富，大致可分为四类：稽古考辨、诗文评述、文坛逸事、风土名物。由于作者性贯灵犀，博设经典，因而该书中提供的许多资料很有价值，对古代名物佚事的考证论述也有不少独到的见解。

景大黄䗪虫丸等用之，以化癥瘕去瘀血，端不能以甘蔗虫代之。吾谓以后业药者，暇时亦宜阅览本草，参对方书，庶不致再误人命矣。

兽部　附人部

犀角一

用黑兕角及水牛角，雕琢形似，假造混售。镳便之粉，或锯便之屑，更难辨别。按李时珍云：犀出西番、南番、滇南交趾诸处，有山犀、水犀二种。水犀出入水中，尤难得。宏景云：入药惟取雄犀。生者为佳。若犀片及见成器，物已被蒸煮不堪用。宗奭云：鹿取茸，犀取尖。其精锐之力，尽在是也。用者当拣选角质乌黑，肌皱折裂光润者，错屑入臼，杵细研末，或当面镳粉，或取顶尖磨水取汁尤佳。再李珣有云：凡犀角锯成，当以薄纸裹于怀中，蒸燥乘热捣之，应手如粉。此法今人鲜知，故罕用耳。

炳章按：《岭表录异》[1]云：犀牛似牛形而猪头，脚似象，蹄有三甲，首有两角，一在额上为兕犀，一在鼻上较小为胡帽犀，鼻上者皆窘束而花点小，多有奇纹。牯犀亦有两角，皆谓毛犀，俱有粟纹，堪为腰带。千里犀中或有通者，花点大小奇异，固无常定，有编花路通，有顶花大而根花小者，谓之倒插通。此二种亦五色无常矣。若通处白黑分明，花点差池，计价巨万，希世之宝也。予久居番禺，诸犀各曾经眼，又有堕罗犀，犀中最大，一株有重七八斤者，云是牯犀。额上有心花，多是撒豆斑色，深者堪为胯具，斑散而浅者，即治为杯盘之用。又有骇鸡犀（群鸡见之惊散）、辟尘犀（为妇人簪梳尘埃不著发）、辟水犀（行于江海水为开置角于雾露中经

① 岭表录异：地理杂记，全书共三卷，唐刘恂撰。此书与《北户录》同系记述岭南异物异事，也是了解唐代岭南道物产、民情的文献。

久不湿）、光明犀（置暗室自光明也）。此数犀但闻其说，不可得而见也，录之以备参考。《海岛逸志》云：犀牛大过于牛，皮如荔壳，而纹大如钱，背皮如马鞍以覆其项，头似鼠，嘴似龟，足臃肿如象，好行荆棘中，喜食藤刺，头一角在鼻梁。世所绘其角在额者非也。此余所目睹，其行林中，触树多折。此头一角，或即牸[①]犀也。沈萍如云：犀角，本草载出西番、南番、滇南交广诸处，有山、水、兕三种。山犀易得，水犀难见，并有两角，鼻角长而额角短。水犀皮有珠甲，山犀则无。兕即牸犀，止一角在顶，纹理细腻，斑白分明，不可合药。盖牯角纹大，而牸角纹细也，其纹如鱼子形，谓之粟纹，纹中有眼，谓之粟眼。黑中有黄花者为正透，黄中有黑花者为倒透，花中复有花者名重透，并名通犀，乃上品也。花如椒豆斑者次之，乌犀纯黑无花者为下品。其通天夜视有光者，名夜光犀，能通神。又有角上有纹直上至端，夜露不濡者，名通天犀。《羌海杂志》云：犀牛皮厚而无毛，鼻上生前后两角，后之所产只有一角，为解热之特效药。且亦自能解角，角藏于岩穴中。猎人以如其形木角易之，则次年解角仍藏原处，否则更易他处，不复再见矣。今就市上所通行者，帷暹逻角为最佳品，其外有槽，根盘内有蜂窠形，中凸出如墩，两畔陷，纹粗。刨片，白多黑少，为上品。交趾产者，外无槽，内无墩。纹较细者次之。又有一种天麻角，性硬，更次。云南产者，角尖长，其气臭，最次。凡犀角为热证中之退热特效药，关系人命生死，非寻常药可比。必须采办的真暹逻角为要，须看色黑。劈开处直纹粗丝者为妙，尖上头圆更佳。试法以真犀角置为酒器，则清香为异耳。沈萍如云：犀角以有花纹而粗者为贵。今市人多以云贵山中野牛、野羊角伪之，其角黑而无花纹，且气膻耳。此等伪角，害人生命，不宜用之。

---

① 牸（zì 子）：雌性牲畜。

羚羊角羚字古作麢　今省笔作羚二

用白兕角及白牛蹄，琢磨伪充，其现切之羚角丝，尤难辨识。按羚羊产梁州真州各处，商洛诸蛮山中及秦陇西域皆有。角长尺余，有节特起，环绕如人手指握痕，得二十四节者，尤有神力。今多用尖，取其精锐坚刚之力也。宜拣选地道顶尖，磨水取汁。用之尤灵。

炳章按：羚羊不独真伪须辨，而镑法亦须改良。吾绍药业有见于斯，民国十四年二月间，嘱余撰《浸镑改燥镑理由书》，已刊登第十五期绍兴医药月刊。兹再摘录于下。考麢羊（俗作羚羊）属脊椎动物哺乳类，有胎盘类，反刍偶蹄类。羚羊科，形似小鹿，性至灵，故字从鹿从灵。藏器云：羚羊有神，夜宿防患，以角挂树不着地，但角湾中深锐紧小有挂痕者为真，疏慢无痕者非也。按羚羊形虽似鹿，又类山羊，口吻尖锐，面部三角形，耳轮大，眼有光，头上皆有长圆无枝之短角，从眉间伸出，间有曲轮，或略卷曲，或向后钩曲。角基中空，角心如笋，一次脱落（自落者为死角）不再生。毛柔滑而密，色概灰黑或褐黑色，背部与前膊间灰褐色。四肢细长，概黑褐色。尾短蹄小，身瘦狭，体长约四尺。栖于深山，常群栖。性温顺，有深虑。善疾走及跳跃，嗅觉敏锐，具灵异之性。终身爱护其角，故其精神亦凝聚于角，以角入药，能清热息风，舒筋解毒，明目透疹，驱邪辟虫，子痫痉厥，犹为要药。产于亚美欧台湾安南者，类别有十余种之多。产中国者，如陕西哈密外归化城，新疆奇台县为最佳。巩昌汉中者次，亦有黑白二种。黑者清肾肝热，白者清肺热息风。近年以白者为重，故市上仅有白羚羊，黑者多无觅，讵知近年药用渐繁，捕猎殆尽。因而价值日昂。且羚羊质性坚硬，刀切不入，我业习俗，以形式相竞，镑片入药，以求雅观。查其镑片之法：先将羚羊水浸七八日，再用滚水泡透，经此手续。化坚为软，则镑之片张阔大，形式虽雅观，然经水浸泡，汁液尽出，性味已失，反增腥臭恶气。治病功能已大半消失，尝考古人修治羚羊之法，先用铁锉锉细，再捣筛极细，更研万匝。入药免刮黏胃肠，使原质不失，效力完固，法良意美，同人等审度。近日人心不齐，一经研末，真伪莫辨，难免以伪乱真，则害人更甚，我同人等本良心之主张，为改革弊害起见，邀集同业行店在会馆集议，述明羚角浸镑弊害原理，经众讨论，佥[①]谓不落水燥镑，庶几[②]性味不失，真伪仍可鉴别，为全体所公认，惟燥镑片张虽碎小，主治效能，实较浸镑优胜十倍云。（下略）

麝香三

麝形似獐而小，色黑，常食柏叶及蛇虫。其香在脐，故名麝脐香。又名当门子，生阴茎前，皮内别有膜袋裹之。至冬香满，入春脐内急痛，自以爪剔出，覆藏土内。此香最佳，但不易得。今惟得活者看取，必当全真，出羌夷者最好。出隋郡义阳晋溪诸蛮中者亚之，出益州者形扁，多伪。凡真香一子分作三四子，刮取血膜，杂以余物，裹以四足膝皮而货之，今货者又多伪，闻土人多以香猫肾伪充，考刘侑《西域记》有云：黑契丹出香猫，粪溺皆香如麝气，故有取其粪，用杂兽血膜伪造为麝香，近又有以荔核煅为灰，装入真麝香皮袋中混售，贻害不浅，凡入药须辨真者用之。

炳章按：麝为壮鹿类而无角，其尾甚短如山羊，嘴上之棱牙如野猪，其种大小不一，皮毛之色，生而数变。初酱色与褐黑色，继变红褐，至白灰色而老矣。全身生毛，惟嘴无毛须，其旁面有纵长之斑点，背多横纹，然形状虽笨，而腿力甚速，故猎捕甚难，腹下之脐，即名麝囊，割破其囊，即得麝香矣。其肉因香气芬烈，土人视为美味，其囊之大小，关乎麝

① 佥：全，都。

② 庶几：或许可以，表示希望或推测。

之年岁与强弱。产地首推西藏高山中，或喜马拉雅山，以及云贵等省之山内，东三省与蒙古亦产之，黄河以南虽产似麝，其实本草所谓香狸，非麝也。《羌海杂志》云：青海江拉希拉之间，重岩复涧，产麝尤多，大抵山有香麝，必有香气，远闻之香烈而略带腥，忽隐忽现，若即若离，麝穴愈近，而其腥愈不可闻。循其气味而寻之，百不失一。麝脐最秽，常流血液，天日晴时必仰卧于草地，而曝其脐，脐眼突出大如钵，腥臭异常，蚊蝇蚁蚋飞集蚀之，脐眼突然缩入，微虫碾如齑粉，一日数次，脂渐凝厚，此谓草头麝，药肆常用之品也。曾吸入蜂、蝎、蜈蚣、毒虫类者，脐有朱砂点，谓之红头麝，其品已高，最贵者曰蛇头麝，毒蛇吮其脐，麝惊痛而力吸，跳踔狂奔，蛇身伸屈盘结，坚不可脱，须臾蛇身截然而断，首即腐烂于内矣。脐有双红珠，是为蛇眼。得此配药，其香经久不散，医治毒证，功效无比。缪仲淳云：香有三品。一曰遗香，是麝脐闭满，自于石傍用蹄尖挥落者为最佳，其地草木枯焦。二曰膝香亦佳。三曰心急香，被诸兽惊恐遗落取得，见心流脾结作一血块，隔山间亦有香气。此三者皆为佳品。今时以陕西哈密出者，其色黄，香味深厚者佳。山西五台山羊来出者，其壳如猪脬亦佳。四川松盘山出，名蝙蝠香，皮厚有毛亦佳。云南有一种无壳散香，色黑有骚气者次。大抵聚于蜀之打箭炉者名川香，聚于云南者名云香，陕西之兰州者名芥州香，皆良。其形圆，香气浓厚，历久不散。产于张家口以外归化城，以及内外蒙古者，名西口蝙蝠香。产于东三省，聚于营口者，名东口蝙蝠香。其形皆扁，气味微薄而带骚气，略次。盖麝香真色乃紫红与墨色，近世作伪者，将少许蝙蝠香杂以多数之香料屑末掺入，且加以相当之颜料，形似真者仿佛。辨别真伪者，大抵鼻嗅香气芬烈与微薄，以香料之香，与麝香之香。显能分别，况真者气味不但袭人，且日久不散。伪者香不能袭人，稍久嗅之，已乏香气。尚有试法，亦可主判真伪，以炽炭火上将香少许弹于炭火上，真者如燃人发，其质爆烈，奇香四溢。伪者不但无香，且质如灰烬而爆烈。以此试之，立分真伪。麝香内结有圆粒，或长扁形，外纹光滑质坚，碎之香气逾常，即名当门子，其功力较散香胜数倍。亦有人工造作者，亦可试之，将当门子泡滚水内，真者依然坚结，伪者即化开矣。

牛黄四

伪者味苦不香，真者味甜气香。真牛黄大者如鸡子黄，小者如龙眼核。重叠可揭，其质轻虚，气香有宝色者佳，如黄土色者下也。出产川蜀者为正地道，喝取者为上，杀取者次之。能辨真牛黄，则假者无论若何造法，可一验便知耳。

炳章按：牛黄者，牛之病也。盖牛食百草，偶误食壅气之草，以致胃肠壅滞，郁极生火，火炎肝胆，则肝失疏泄，胆汁外溢，凝结成黄，而胃少胆汁，则食物不化，而不嗜食，故肌瘦肉消。黄者乃胆汁日溢，胃中甜肉汁，自外层结，受热蒸燥，则凝结成颗成块，渐结渐大，而黄成矣。故黄多生于肝叶傍胆侧际，或另生皮囊裹之，或生胆之厚皮处，或生角中，角窍亦属肝故也。其味苦兼甜者，胆汁与甜肉汁之结晶体也。其气馨芳者，百草之精气也。其通窍化浊，清火化炎者，此胆之擅长本能也。用以治人心胆之疾者，同气相求之义也。然其性凉而有小毒，能治惊痫寒热，中风痰迷有余之热证者，乃以毒攻毒也。此发明生黄之理，治病之原，取黄之法，辨黄真伪，再辨于下。《羌海杂志》云：牛黄有家黄、野黄之分，家畜牦牛、犏牛、黄牛皆能生黄。凡牛腹生黄，食草不贪，行走不捷，日渐瘠立，两眼胞皆黄色，或眼如血色，或夜分身有光，或鸣吼以恐惊人。计其吐黄之期，须终日按其脉而伺之，仰系之则不吐，俯系之则随吐随食，必俯系之而以牛舌不能及地为率。又须防其踔踦也。吐黄以后，牛体膘健逾恒[1]，如逾期不吐，牛必倒毙，剖腹取之，黄无精气，非上品也。凡药肆之常有者，大抵系家牛所吐及剖腹所得者为多，名曰牛黄。然真犀黄则惟岩穴丛草中遇之，盖犀牛吐黄。亦随吐随食，惟吐藉草之上，吮食不净，余液下漏，沉入土中也。然探其穴藉草之下有土光滑可鉴者，掘之始有犀黄，然亦不多。家牛黄者，色淡黄，纹理细。真犀黄者，金黄色，纹理粗，暑天蚊虫不集。汤初沸时，捻末少许撒之，沸汤顿无巨泡矣。取黄染指透爪甲者亦佳。古人其取黄又名照水，以盆注水承之，夜俟其吐水中喝逼而取之为生黄，亦佳。昔以陇西、山西出者著名，故曰西黄，即牛黄也。产奉天省地屠牛厂及与京桓仁宽甸东丰，吉林黑龙江省等均产，皆名东黄，亦佳。近今所谓广东黄者，皆马黄也。苏尖牛黄，即水牛之黄也。近代骆驼黄亦充牛黄，然考骆驼之黄，其形态与功用，确类真牛黄。凡治惊痫、风痰、热痰而功稍逊，惟气不馨为异耳。惟驼亦食草，食亦反刍，与牛相类耳。至所谓片黄者。类皆南省所产之蟒黄是也，不堪入药，宜禁除之。

杜胆星五

伪名京胆星，或云即江南土制，色有花点不黑，质极硬不软，不知何物伪造，误人不少。按胆星即天南星，生研为末，腊月取黄牛胆汁，和药纳入胆袋中，悬有风处干之，年久者弥佳。南星气味苦温，有大毒。牛胆汁苦大寒无毒，以牛胆汁制南星，所以杀燥烈之性，而并解其毒。苏颂云，治惊风有奇功，匪特除痰下气攻积也。若伪制射利，贻害多已。

炳章按：制造胆星法腊月黄牛胆汁，拌漂净生南星研细末如稀糊，仍入胆皮内，悬挂有风无日处阴干，至次年将皮剥去，再研细，用新腊牛胆同前制法。曾手制至三年，其色犹黄白，至九年才褐色耳，此沈萍如法。

① 逾恒：超过寻常。

其他如《本草明辨》，制法略异，方亦录下，以备参考。择腊月庚申日，以漂天南星，川贝母各半，研极细末，以黄牛胆一具，上开一孔，不令汁出，将二味和入于胆中。悬挂檐前风日之中候干，去胆皮另换一胆，如是者九次。苟能一年一次，九年成功者最佳，今市上所售色黑如漆者，乃小元参研末捣蜜如饼，装入鸡肚内晒干充用，害人匪浅。

鹿茸六

鹿茸顶尖带血者，谓之血柿茸，价值甚昂。闻射利之徒，或用猪尾，或用小肠，和以猪血，掺以杂药，假造伪充，外形与真无二。及煎熬之后，则糜烂臭秽，可验而知之。若研末入丸药，甚难辨识。按鹿茸气味甘温无毒，主治漏下恶血，寒热惊痫，益气强志，生齿不老，为补骨血益精髓之要药。糜茸尚不可用，又安用此假柿茸耶？若遇危险重证，服之则贻误必多矣。

炳章按：茸者，如草芽初生之状。麋鹿雌者无角，雄者之角，年解年生，乘其初生含血，未成骨时，取以为补精血药，因其状命名也。惟采茸之法，贵乎始生含血者，渐长则成角不适用。故云宜如茄之小者，分歧则大而不取。此举茸生初久形分大小而言，非可指为鹿之大小解也。凡具气血者，幼则弱，老则衰，惟壮大者则强。是麋鹿之茸，正当取于壮大之麋鹿为贵。当取其头骨大，而茸丰肥，如马鞍形蘄形者为最，至茄茸则太嫩而小，寇宗奭已论之矣。再论采取之法。《羌海杂志》云：茸鹿一种，天下盛称关东。其实制法，以西产为良，品质亦不及西产之厚也。然西产制法，亦未尝不佳。最上者亦曰旋茸，其法得一生鹿，闭于栅，聚围之而呼噪，鹿性躁惊，距奋掷足无停蹄，其体纯阳，两角更甚，约数小时，其热度达于极点，有力者猝入，以利刃断其首，长杆丈余上穿铁环缀八尺之铁链，而以鹿角系其端，极力摇而旋转之。甲疲乙易，乙瘦丙易，不知其数千万转，其精血灵活和匀，无孔不入，无窍不通，稍停则精血凝聚之处，易生微虫，精血不到之处，元气不足，非全材矣。此青海采制鹿茸之法也，此指家畜而言。如遇野山之鹿，即随时乂[①]获取茸，功效尤伟。李春芝云：麋鹿俗呼梅鹿，尤有马鹿之分，二鹿均能生茸，皆有蜡血片。大抵麋鹿解角后，其新茸芽生之际，初起如银杏状，渐成梨形及核桃形，名曰血包，此为第一期。再则支生两凸，如茄子形，或如鞍子形，名曰扈子，鞍子稍养数日，急宜取用，此为第二期。倘逾此期，即为乂子，此为第三期，即毛角也，血液枯燥，功效已薄。上述麋鹿生茸，关于时际之迟早，以区别其形状之良窳。再别其每架鹿茸切片时，复有蜡片、血片、风片、骨片之分。如茸之顶尖，最首层之白如蜡，油润如脂，名之曰蜡片。次层白中兼黄，纯系血液贯注其中，故名曰血片。最次层片有蜂窠，色紫黑透孔，名曰风片，俗云木通片，如木通之空通也。最次则与骨毗连，同角相彷，名曰骨片，效力更薄矣。凡辨原架鹿茸之法，须颜色紫红明润有神，顶圆如馒头式者佳，如色带黄黑顶上凹陷者次，东三省产及青海新疆产均佳，浙江衢州金华出亦佳。伪者以鹿茸架用猪血面粉做成。

鹿角胶七

鹿角胶原名白胶。以鹿角寸截，米泔浸七日令软，再入急流中浸七日，刮去粗皮，以东流水桑柴火煮七日，频频添水，取汁沥净，加无灰酒熬成膏，冷则胶成矣。气味甘平。主治伤中劳绝，腰痛羸瘦，补中益气，妇人血闭无子，止痛安胎。市肆有以牛皮煮为胶伪充，一层白色，俗名白头，气味羶臭黏浊，服之有害。

---

① 乂（yì 意）：割。

炳章按：鹿之种类有三。陆佃云：鹿之大者名曰麈[①]。群鹿视其尾为趋向，其尾可作拂尘，今北人呼为大尾鹿者是也。李濒湖以麋似鹿而色青黑，大如小牛，肉蹄，其目下有二窍为夜眼之说，证之似略有据，然未曾实指其角解于冬也。清高宗帝有《鹿角记》，言之详矣。因二物俱解角于夏，乾隆丁亥长至[②]，斋宿南郊，命侍臣诣南苑，聚木兰之鹿，吉林之麋，大尾之麈，监视之，及五时而麈之角解，麋、鹿皆不解，随传旨钦天监[③]，改《月令》之麋角解为麈角解，此经颁示天下，而人民所共知者也，是麈之尾与麋鹿殊，而角解于长至。《地学杂志》云："麈"俗称为四不像，盖其形似鹿，而牛身马尾羊蹄，特其首类鹿耳，故得此名称。清圣祖尝在灵囿中，实验此物，而改夏小正鹿角解之讹。若麋与鹿，即李濒湖所言"麋肉蹄四眼"之说，亦犹牛黄之于水牛，形稍殊而其实一物也，且朱子之注孟子，亦曰麋鹿之大者，未尝分为二也。李春芝云：麋鹿俗名梅花鹿。尤有马鹿之分，亦属同类异种耳。《新疆杂记》云麋鹿北疆概产之，每冬季多狩猎者，其角于小满节后，角根发痒，以头相触，角即脱落，堆于一处，猎者于深山中，有一获数百对者，脱角后越五六日，新茸即生，此时最为贵重，产于拜城之额什克巴什山，汉腾格里山，若焉耆之纳刺达岭，俗称之曰鹿圈，言其产鹿之多也。即品质言。尤以产于伊犁之果子沟者为最佳，行销于内地各药行。大抵关东出者，其角外皮黄黑色，内白色有神光，为最佳。湖广柽县出亦佳。福建陕西出有双角单角之分，双角老者亦佳，单角为次。海南丹山出者，无杈枝亦次。又外洋淡水中出鱼角，又名沙角，为鲨鱼所变，其色枯白而大，杈枝甚多，为最次。其他煎胶之法用正鹿角锯断，每段约二寸另，通净角内灰

① 麈（zhǔ 主）：古书上指鹿一类的动物，其尾可做拂尘。

② 长至：指夏至。夏至白昼最长，故称。

③ 钦天监：官署名。掌管观察天象、推算历法。历代多设置，名称不同。明清名钦天监。

质洗净，煎七昼夜停火，取出骨渣，候冷滤净，再熬至滴水成珠，取起入方锡盘中，候凝结成块，取出以刀切块，贮藏三年发售，名鹿角胶是也。

龟鹿二仙胶八

龟鹿二仙胶。用龟板、鹿角、枸杞、人参四味，煎熬为胶，乃峻补气血。不寒不燥，又能益髓固精，为补方中妙品。闻有以牛皮胶及他药伪造混售，服之无益有害，良可慨耳。

炳章按：龟鹿二仙胶，即郑氏所谓龟鹿加枸杞子，党参，煎汁去渣，如前法收胶切块，毋容再详矣。云伪者以牛皮伪充云云，牛皮胶甚臭，不堪入口，亦难混用耳。

阿胶九

伪名上清胶，又一种名瑞芳胶，皆用寻常之水煎牛皮成胶，并杂他药伪造，色虽明亮，气臭质浊，不堪入药。张隐庵《本草崇原》辨之最详。按古法先取狼溪水，以浸黑驴皮，后取阿井水以煎胶。考狼溪发源于洪范泉，其性阳；阿井水发源于济水，其性阴，取其阴阳相配之意。火用桑柴，煎炼四日夜而后成胶，近时阿井水甚不易取，而煎法又失其真，故真阿胶，最难得也。货者既多赝伪，辨之不明，不如不用为是，或第用江浙所煮黑驴皮胶，虽无阿井之水，而用宝庄之泉，其补血滋阴，平木息风，功同阿胶，较之用假阿胶者，不更胜一着耶。

炳章按：阿胶出山东东阿县。以纯黑驴皮，阿井水煎之，故名曰阿胶。考阿井在东阿县城西，《县志》云：昔有猛虎居西山，爪刨地得泉，饮之久，化为人。后遂将此泉为井，然此水实为济水之源，其色绿，其性趋下，东阿城内，又为狼溪河，其水为漯水之源，乃洪范九泉之水所会归。其性甘温，故合此二水制胶为最善。再按定每年春季，选择纯黑无病健驴，饲以狮耳山之草，饮以狼溪河之水，至冬宰杀取皮，浸狼溪河内四五日，刮毛涤垢，再浸漂数日，取阿井水，用桑柴火熬三昼夜，去滓滤清，再用银锅金铲，加参、芪、归、芎、橘、桂、甘草等药汁，再熬至成胶，其色光洁，味甘咸，气清香。此即真阿胶也。按《本草经》云：阿胶性甘温，清肺养肝，滋肾益气，补阴祛风，化痰润燥，止喘，善治虚劳咳嗽，肺痈吐脓，吐血衄血，肠风下痢，崩带胎动，经水不调及肺毒痈疽，一切风证，服之无不效验。其伪者，以碎旧牛马杂兽皮煎成胶，块色亦如阿胶，名曰清胶。昧利者，以此炒成珠，曰阿胶珠。此等赝品，服之不但无效，而反发疮生毒，因杂皮多器用皮，含有毒汁，故其为害甚烈。大抵鉴别之法，真阿胶烊化后，气清香，有麻油气，汁色黄白色，稠而不黏腻，味甘微咸。其原块在十年以内者，苍翠色，质尚坚。至五六十年以上者，色转黄而质松脆更佳，肺劳服之，殊有奇功。若本煎驴皮膏，烊化气微腥（陈则无腥气），汁黑褐色，甚黏腻，味亦微咸兼甘，用作补血药亦佳。以治肺病血病则凝胃，反不佳也。若清胶化烊，纯属臭秽腥浊气，令人欲呕，服之有毒，切勿沾唇，戒之戒之。

血余炭十

血余炭本经列于中品。气味苦温无毒，主治五癃关格不通，利小便水道，疗小儿惊，大人痓，仍自还神化。《本草崇原》云：凡吐血衄血之症，皆宜用血余。当用发髲近于头皮之发剃下，短发尤佳。或用乱发亦可。以皂荚水洗净，入瓶内固济，煅灰存性，方合经旨。近市肆有一种假余灰，不知何种兽毛所煅，色暗味臭，万不可用。若重证服之，误人匪浅。噫！至便之药，亦有假充。为医者能不寒心束手乎？

炳章按：古人造血余法，腊月取剃下短发，以皂荚水洗去泥垢，入甕均盐泥封固，外用砻糠火煅一昼夜，候冷取出用。近时以两铁镬[1]相合，亦用盐泥封口，用桑柴文火上镬脐放米数十粒，俟米焦息火，候冷透开取。则血余黑亮松脆，其质轻无臭气，若煅未透，则质坚重极臭，惟不能走气，若走气则变灰无用矣。近时昧利者，以人发一毗，再夹细石砂一毗。煅如前法，形色亦光黑面亮，惟质甚重，不如纯血余之轻也。

① 铁镬（huò 或）：古时煮盐之器。

跋

纂此书十七年，藏诸箧[①]中，未敢问世，客岁[②]，得读社友曹君赤电所著《规定药品之商榷》，首列乱真之伪品，经验既富，调查甚确，一经对勘，真伪立判。其有功于世，良足多矣。蒙僻处海峤，闻见未周，访查不易，所揭白伪药百余种，仅就耳目所及而条辨之，以视曹君之博雅，何异小巫而见大巫。然旧学以商量而邃密，故不揣浅陋，邮寄请益，幸蒙不弃，将规定乱真之伪品，合参而重订之，既邀附骥[③]之荣，遑计续貂[④]之诮耳。嗟夫！际此医药竞争时代，优胜劣败，固为天演[⑤]淘汰之公例[⑥]，若出真方服假药，是自欺自戕，于人何尤。无怪泰东西之药品，日新月异，如潮流所趋，无孔不入。倘长此不进，不知改良，不联团体，吾恐十年后中华之生命财产，悉操外人之手矣。唯愿天下医林志士，再就当地出产之药品，查调明确，援据各家本草而辨其真伪，唤醒迷途，扶持正轨，庶几吾国天产之药材，可放光彩于世界，拭目以俟，能不馨香祷祝以求之也夫。

中华民国六年[⑦]荔夏天贶节[⑧]　饮井山人肖岩甫谨跋时年六十有九

---

① 箧（qiè 切）：箱子一类的东西。

② 客岁：去年。

③ 附骥：蚊蝇叮附马尾而远行，比喻攀附权贵而成名。此为自谦之词。

④ 续貂：比喻续加的不及原有的，前后很不相称。常用作自谦之词。

⑤ 天演：自然界的变化，即进化。

⑥ 公例：犹言一般的规律。

⑦ 中华民国六年：1917 年。

⑧ 天贶节：宋代节日名。宋真宗大中祥符四年正月诏以六月六日天书再降日为天贶节。

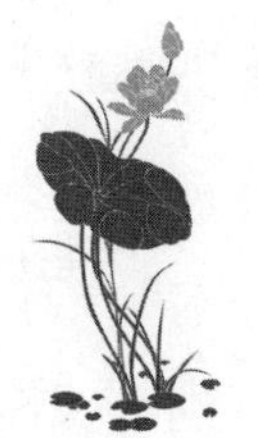

经验随录方

曹炳章 编著

王英 李健 整理

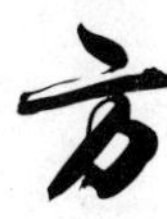

经验随录方

治毒蛇咬神方

龙骨二钱　蜈蚣一条　木香一钱半　穿山甲三钱

全蝎五个　僵蚕二钱　滑石二钱　木通一钱半

绢包虎骨一钱半

外加臭敷娘子草[①]二两，用陈酒煎服。如咬下部，加牛膝一钱半。伤重者，二服必愈。此方传自蛇丐，屡试屡验，活人已多，仁人君子广为分送，功德无量。

治疯狗咬伤方

木鳖子一个　锦纹大黄三钱　明雄黄一钱　黑丑一钱

白丑一钱

共为细末，用紫铜雍正钱一个，煎汤调服，服后即汗，毒从大便下，重者再进一二剂，俟血筋泻尽即愈。伤处用苦杏仁捣烂调涂。忌冷牛马犬肉、房事等为要。如无雍正钱，即紫铜乾隆钱亦可。

① 臭敷娘子草：当为“臭花娘子草”，也即天名精的异名，具有清热解毒，破血生肌，杀虫的作用。

洗眼仙方

山西太原府蔡景锡失目，忽遇神人传一仙方，用厚朴五钱，水钟半，煎七分，洗之即愈。又莱州府、保定府二位夫人二目双瞎，用此方治好后，又治好数千人，俱如神效。知此方者若不传人，主寿夭。

凡洗眼之时，如照后开日期斋戒沐浴焚香，念阿弥陀佛三声，然后洗之，不可乱洗，方能见效。必须谨记，照时方向俱要跪洗，每逢照日期洗眼之日，开列于后。

辰时面向东　午时面向南　戌时面向西

正月初三日　二月初一日　三月初三日　四月初五日　五月初五日　六月初四日　七月初十日　八月初九日　九月初十日　十月初三日　十一月初四日　十二月初四日　闰月照前

洗眼复明神方

桑皮一两，烧灰存性，水一钟，煎八分，澄清，洗至一年，胜于童子之明。

天丝入目

石菖蒲槌碎，左目塞右鼻，右目反是，即出，屡试屡验。

治眼珠无故涌出

用羌活汤熏之即入。

眼瘴及火眼或受风各证

生地　连翘　防风　荆芥　白芷

归尾　明矾　白菊各五分　胆矾各一分　皮硝三分

用水放在碗内，用纸封好，用水放在锅内，蒸一炷香时取出，先熏后洗，一日三五次即愈。

急救误吞生鸦片烟神效方

猪牙皂一两　紫降香一两　块苓一两　半夏曲一两

当归尾一两　佛手一两　橘红一两　神曲一两

上药务宜生晒，切忌火炙，共研细末，水泛成丸，每付三钱，另用硼砂一钱五分，冲开水送下。如合药送人，戥[①]足三钱一包，须送给两包，以备不呕吐及呕吐不清之用，硼砂亦必须另包，随药同送。再服药后扶令起坐，弯腰，用人槌背，冀其速吐，如不呕吐，再服一剂，必须吐净毒解方可无虞。俟吐净后，赶进米汤稀粥以扶元气。要紧！要紧！

牙痛方

生大黄一两　熟大黄一两　生石膏一两　熟石膏一两

明矾五钱　枯矾五钱　青盐一两　食盐一两

骨碎补一两　银杜仲一两　当归身五钱

上药共为细末，清晨擦牙根，洗脸后，再行漱去，永无齿痛，终龄不脱一牙。

“白斗七星于火化，单烧风牙与虫牙。火神一道风虫死，一烧千年永不发。”用竹篾一片书前四句于其上，用艾团三个烧于风虫风[②]三字上，对书对诵，书毕连诵三遍，将竹篾含入口内，左痛入左，右痛含右。

---

① 戥：一种小型的秤，用来称金、银、药品等分量小的东西，称“戥子”。

② 风：据上文“风虫死”句，疑是“死”字之误。

痔漏方

牛胆

荞麦粉和丸，服之即愈。

头上生结俗名猴子

用蠹鱼[①]擦之即愈。

神水万应膏方

麝香三分　冰片五分　明雄黄三钱　乳香二钱

没药二钱　血竭二钱　生大黄三钱

豆砂即好朱砂，一钱　陈石灰三钱，越陈越佳，不陈则贴时作痛

以上九味共研细末，先用黄明胶八两，盛入钵内，用水隔锅炖化，将末药和入调匀，用新笔蘸药摊在矾纸之上，候干收储，视伤痕之长短阔狭，即将膏药剪用，用时以热水微浸使软贴之，无论刃殴伤均验。俟伤愈时自落，毫无疤痕，贴后不必再更换。

白喉灵方

火硝一钱　牙皂三分　全蝎三个　硼砂一钱

白矾一钱　牛黄三分，要真　皂矾二分　连珠二分

雄黄一钱　劈砂五分，即朱砂　梅片三分，要上好

共为极细末，吹喉即愈，不可乱服他药致误。此药专吹白喉，须令其仰卧，吹入白患处即闭口，待吐出涎沫，俟其药力功到喉白，即能吐口而

① 蠹鱼：即“蠹鱼”。虫名，又称衣鱼。蛀蚀书籍、衣服。体小，有银白色细鳞，尾分二歧，形稍如鱼，故名。

出，如未尽再吹，切忌咽下要紧。

小儿腹泻不止

在尻骨即粪门骨用生姜一片填，灸艾火七点。

又泻血，用臭椿树皮煎汤，服之即愈，冬用根。

治哮喘病

麻黄一钱半　　杏仁一钱半　　石膏三钱　　苏子一钱

冬花一钱　　肉桂七分　　生姜三片

煎服。

又　哺过鸡子壳烧灰，滚水冲服。

痔漏成管

用出过蚕纸半张，烧灰，滚酒冲，空肚服自消。

汤火伤

鸡血涂之即愈。

女人月水不通

用老鼠粪烧灰三钱，热老酒冲服，自通。

治毒蛇咬伤

毒气内攻，口禁眼黑，用明矾一两，甘草一两，研末，每三钱，滚汤冲服，外可敷金银花，脑口嚼敷之。又三七叶捣涂即效。野柏子树脑口嚼敷之。

治臁疮方

公猪粪不拘多少，晒，炒研

每猪粪细末一两，加槟榔细末三钱，轻粉一分，合油调搽，一日一换。

醒消丸

顶好乳香一钱　　麝香三分　　牛黄三分

治妇人乳眼并气泡等症[①]。

治喉痛

葡萄梗　　桔梗

泡茶饮之即愈。

治解鸦片烟及诸毒良方

广东广州府所产之木棉花六钱，将双手撕松，再用洁净大瓦钵一个，复用铁火钳叉开，架于钵口之上，再用木棉放在火钳之上，用纸煤[②]燃火，烧棉净，烟成灰，用箸[③]挑松，期以烧透，将灰放在瓦钵内，加食盐二钱，用木棍擂灰并盐数十下，成细末，将开水半碗冲入钵内，用手将四面之灰洗入汤内，复用箸二只在钵内调匀数十下，俾汤灰相融，连灰带汤服下，俟片刻之久，其毒即可吐出矣。倘吞烟至六七钱者，灌此药两副，至一两零者，即灌三副。棉花切须烧净，凡烧时务须避风，恐灰被风吹耗，则药力微矣。最要者，服此汤药之时，碗底余灰均须调服毋剩，宜依方制之，

---

① 等症：此下原衍“洗眼仙方”等数方，故删。

② 纸煤：用易于引火的纸搓成的细纸卷，点着后一吹即燃，多作点火、燃水烟之用。

③ 箸（zhù 住）：筷子。

即可起死回生，否则，误人性命不浅矣。

又救信石、藤黄、蛊毒、山砒霜、虫药、水粉、铅粉、野菇、碱水、盐卤、孔雀血诸毒，只用木棉花烧灰擂末，调开水服之，切忌不可用盐，慎之！

治吞金

用盐、韭菜吞下，切勿嚼碎，其金由大便而下，屡试屡验。川督刘仲帅之妾吞金，此方治之，金约指，果由大便下。

治疯狗咬方

用翠雀毛两余，烧灰，用水冲服，或用活翠雀嘴壳，用瓦煅灰冲服更妙，其效如神，治活不少。

扁鹊大接命延生长寿丹，治痨损第一要方

夫人之脐也，受生之初，父精母血相受，凝结以成胎胞，在母腹中，母呼儿呼，母吸儿吸，是一生脐带，如花果在枝而通蒂也，既生之后，从口呼吸，脐门自闭，既长之后，外耗精神，内伤生冷，真气不得条畅，所以蒸脐固蒂，如水灌土培，草木自茂旺也。人常依法熏蒸，则荣卫调和，安魂定魄，寒暑不侵，身体轻健，其中有神妙也。

人参七钱，如无用真正高丽参代之，若两者俱无，用潞党参

生附子七钱	胡椒七钱	夜明砂五钱	没药五钱
虎骨五钱	蕲蛇五钱	青花龙骨五钱	五灵脂五钱
白附子五钱	朱砂五钱	雄黄三钱	木香三钱
青盐四钱	小茴香四钱	丁香三钱	

麝香一钱，病重减用，如女人改用樟脑

上药共为细末，令人食饱仰卧，用面粉水和捏成一团，中开一孔，圈于脐上，孔约寸余大，如脐大则须二寸，男人脐眼内先填麝香一分，女人不用麝香，改用樟脑，填好将药末纳入其中，高与面粉圈齐，要实勿松，中插数孔，外盖鲜槐皮一片，或土厚朴皮用水浸透亦可用，再用艾团如桂圆大，或如核桃大，安树皮上灸之，皮焦另换一片，灸至行年[①]岁数而止，此治虚损第一要方，真有起死回生之妙。即虚弱痓夏之人，及妇人经水不调，腹冷无子者亦可灸得，但无病者连日灸之，多则以七日为度，有病则三日一次，灸至腹内作声作痛，大便有涎沫等物出来，或周身畅快汗出，或倦沉如醉，或每日加餐为度。灸时须令热气微微入内，不可令过热作痛，痛则必损真气，不惟无益而反有害。略灸至行年壮数，腹内一无知觉，则以行年数加倍灸之更妙。灸后胃口大开，进食宜节，更宜慎风寒、戒房事、绝恼怒，忌生冷油腻、酒肉鱼腥等物一二月，则百病皆除，延年益寿。灸孕妇忌用合药，须选真正道地，否则无验也。

治樗木炭作饭菜或煮肉食久则生寸白虫

生党参六钱　胡黄连四钱　炒芡实六钱　漂于术四钱

花槟榔三钱　夜明砂六钱　雷丸二钱　坚茯苓六钱

乌梅肉二钱　丝瓜叶二钱　炒榧实三钱，去油

淘净淮山药六钱　使君子二钱，去壳

加鸡肝两个，阴干，共药研成细末，清晨用米汤调服一方寸匕，病重者两料即愈。凡寸白虫疾不论因何而起，皆治。上方系由《申报》录出，其验与否不得而知，故登之以待试也。

① 行年：经历的年岁，指当时年龄。

探病忌日

壬寅壬午连庚午，甲寅乙卯己卯妨。神仙留下此六日，探人疾病替人亡。

救命二方

吐泻转筋霍乱，取旧马桶涤净，滚水泡，待凉与病人饮，能扶元解毒，降火定吐泻，引毒二便出，屡用效验。

伤寒与温热病大便数日不解，两目直视，病势危笃，急用紫苏半斤煎汤，手中绞热，放肚腹，揩摩一时即能大便，胸腹宽舒即饮食，活人不少。

急救时气瘟疫寒热如痧，百发百中，丹平万应散。

猪牙皂三钱半	薄荷各二钱	广木香二钱	细辛三钱半
法半夏二钱	桔梗二钱	广皮二钱	朱砂二钱半
白芷二钱	藿香二钱	防风二钱	生草二钱
贯众	枯矾一钱半	雄黄须用腰黄，二钱半	

以上十五味晒干研末，每包二钱，专治瘟疫、霍乱吐泻转筋、吊脚痧、牙紧脉闭、手足麻木、喉肿心慌、闭目不语等症。急用此药二三分吹入鼻内，再用二钱开水冲饮。倘前后心有红点红线，用银针挑破，出血为度。愈后一周时，忌食米谷粥汤，犯之更甚，疾轻者减半饮。（苏州岳云精舍主人述）

粘瓷器方药

白及、石灰等分为末，鸡蛋清调匀修补，以线扎紧，火上烘干，如新，永不坏矣。然最忌鸡汤洗。

点书灯《格古要论》

麻油点灯无烟，且不损目，但恨其易燥，不如每香油一斤，加桐油二两，调和一色则难干。先将生姜擦盏边，可不生滓晕，盏底加盐少许则省油，独草点之，照字倍亮，鼠不敢窃，光明如昼，亦不伤目。又以苏木、白矾水煎煮灯草，晒干点灯，无烬[①]省油。

治痢疾

槟榔末一钱，用厚朴煎汤送下，病自愈。

治无名肿毒

蜒蝣数条　　青钱两文　　朱砂少许

同捣，其钱自化，敷之即愈。

治穿腮

用鳝鱼一条，火石一块，同捣，火石自消，搽之消肿，其有软骨自取矣。

诸葛行军散

专治诸般瘴气，水土不服。又治中毒肿胀，中热卒倒，以及痧气入腹，上吐下泻，霍乱转筋等症。

又方[②]

再妇人怀胎偶在夏月而陡患腹痛者，虽在临盆之际，先须按其手，而指尖不冷，抚其额而身不发热者，方是将娩之痛，否则即是妊患，而痧药

① 烬：物体燃烧后剩下的东西。

② 又方：原无，按文义补。

类多妨胎，概勿轻试。王士雄以晚蚕砂煎汤治之，无不立效，挟寒者加紫苏、香附。设患霍乱重症，急取井底泥敷心下及丹田，再用嫩荷叶焙干五钱，蚌粉减半，共研细末，用新汲水入蜜调服三钱，并涂腹上，名罩胎散，此前人应验方也。

粤抚朱中丞传救吞生烟良方

藜芦三钱　青矾二钱半　雄精二钱　硼砂二钱五分

用井泉水煎服，如牙关紧闭，撬开灌之，或从鼻孔灌入，虽死三五日皆可救治。凡吞烟死者，脑后、胸膛必发热如火，须将此人头发披散，用井水向脑后浸之，胸膛以冷水蘸湿手巾频拭之，或揭去衣服，用板床于天井中，将胸膛露之，不拘寒热之时，以开声为度。虽死三五日，皆可救治。总之身上温软无不可救，若身冷硬，不能疗矣。

解砒毒方

防风一两

研末，水调服，其效如神[①]。

又救吞洋烟方，并治误吞一切毒物。

胆矾一两　青黛三两　甘草二两　贯众去毛，二两

板蓝根先蒸后晒干，四两　南瓜藤风干捣碎，六七两皆可

上药共研细末，盛入磁瓶预备济人，每服三钱，或四五钱为度，用蜜水调服，或新汲井水送下，必须大吐即愈。

治瘪螺痧即霍乱之重者，又名子午症。

① 如神：此下原衍“急救误吞生鸦片烟神效方”一段文字，故删。

葱捣饼贴丹田穴，而灸以艾，或烧以钱，腹响则痛止而筋亦舒。

治妇人血块方

盐捕营管[①]带徐诚檀，字信模，前任宜兴守备。据云亲见南京一女子患血块，以白马溺温饮之，后产一子，随下血鳖一个，大如银元能动，后亲见马溺治此病累效。

炳按：马溺，古人治苋鳖同食成鳖瘕，饮马溺一碗即下小鳖无数，蠕蠕能动，且可下鱼鳖也，更奇。

适体膏 治跌打损伤，一切风寒湿气。

藿香	柢香	白蔹	生地
秦艽	白及	僵蚕	白芷
苦参	细辛	丁香	肉桂
木香	蜂房	乌药	贝母
防风	蝉退	全蝎	独活
枳壳	鳖甲	苏木	连翘
荆芥	红花	杏仁	桃仁
续断	苍术	牛膝	川乌
牙皂	麻黄	附子	半夏
甘草	羌活	桂枝	赤芍
元参	南星	艾绒	川芎
草乌	藁本	黄芩	香附
归尾	五加皮	大枫子	海桐皮
萝卜子	白鲜皮	高良姜	威灵仙
金银花	紫荆皮	骨碎补	海风藤

① 管带：清代军事职官名称。

生山栀	槐枝	桃枝	大黄三两
蛇脱五条	蜈蚣三十五条	男人血余三两	麻油三十斤
蓖麻子各一两五钱		松香一百斤，棕皮滤净	
百草霜十斤，研细筛过		柳、楝、榆、桑诸枝各三十五寸	

冬浸九宿，春秋七宿，分数次入锅，文武火熬以药枯油黑，滴水成珠为度，滤去渣重秤，每药油十二两，下滤净松香四斤，同熬至滴水不散，每锅下百草霜细末六两，勿住手搅，俟火候成，则倾入水缸中，以棒搅和成块①，用两人扯拔数次，磁钵收贮。

中笋毒救法

奉化福胜寺日前设七佛道场，一般迷信妇女趋之若鹜，适有提筐卖竹笋者，寺僧因其价廉尽买之，以供素斋之用。同食妇女七十余人，霎时皆昏倒于地，气息奄奄，不绝如缕，寺僧大惧，急觅救药。旋探得顾孝廉周雨亭笔记，曾有解救笋毒之方，其法掘黄泥地深三尺，猝取其水浆灌之，即愈。寺僧如法医治，果获神效，亦云幸矣。此乃宣统辛亥年事也。《医群菁华录》

治噎嗝方

用柿蒂三钱，以水半碗，煮至汁出为止，服之即效。

又方②

纽约《医药格致报》云：小肠坏发炎症，甚属危险，治之不慎，每足致命。医士柏杰君曾治此疾百余起，病势皆极沉重，然无不应手奏效。其法以橄榄油三四两，用水节射入肛门，其约四五日之间，每隔十二点至

① 块：原作“愢”，据《医学心悟》“普救万全膏”改。
② 又方：原无，据文义补。

二十四点钟之久射一次，过五日则可隔日射一次。若病人大热尽退，兼之大便如常，即可停止，至大肠瘫小肠痛大便不出者，可服橄榄油每次一杯，以泻为度，泻后可不必再服，只用水节射之足矣。按：小肠坏发炎a症，支那华医所谓伤寒也。见《申报》。

治刀伤及烂脚方

哨官秦鸣谦，嘉定人，云有一极验方，治刀伤并治烂脚。千年石灰末四两，洗净泥沙，土大黄即牛舌头草根如大黄，取来切片，同石灰末炒红色，共研极细末，名为桃花散，用甚有效。

西国单方

鼻衄不止，用手巾醮冰水罨额上。

胃中作呕，则以冰一小块吞之。

头痛则或敷以暖水，或敷以冷水，治无一定，因症而施。

汤火伤人，则用石灰和水澄清，取清水和芝麻油等分，搅匀涂之。

芝麻捣烂，炒热罨[2]肌上，可消无名肿毒。或用面包及麸子和热水罨肌上，其消肿之效亦甚神。

手指及他处刀伤，轻者只须浸入冰水或浸冷水中，即可止血收口。

火伤用盐水，先以棉花浸入盐水中，取敷患处，外扎以布带，将带剪开一小口，干后不必解去，即可。就所开之口以盐水滴之，不特止痛，亦可令速生肉芽，诚妙法也。

娠妇呕吐日显，治此症莫如按摩，但须用手向胃部及小肠上回[3]摩擦

① 炎：原无，据上文文义补。

② 罨（yǎn 掩）：覆盖，掩盖。

③ 回：旋转。

二三周，其吐立止，擦摩五六次便收全功，而于胃部甚尤。初摩擦时每觉醒痛，及后则如常矣。

凡人食不消化久而不治，必致肠胃各部失其转运之功，而于胃部尤甚。缘此胃津必缺少，胃肌亦因之失力，迨夫胃体既涨大，则虽有药石亦无所施。治之之法，以用热水为最佳，如遇胃症食后痛楚不安者，多饮热水，即可奏功。惟旧病须按此方饮至多月方全愈。

呃逆用醋一匙，调以白糖饮之即愈。或以冷水濡物，屡滴于耳坠亦妙。见《申报》。

闻雷避触电法

凡动雷时预防触电，勿立大树与高竿之下，勿履山顶，勿登高阁，勿身依柱依壁，盖雷击屋宇，必随墙而下地，更不宜先后洞开窗牖[①]，身当服[②]绢衣，立干燥处，不持铁器。电所不近者，玻璃、琥珀、皮革、干木也。同上。

经验秘真丹《医学正传》 治肾虚遗精梦泄，白浊白带，崩漏阴冷，带脉为病。

菟丝子	韭菜子	化龙骨	煅牡蛎
山萸肉	远志肉	巴戟	覆盆子
枸杞子	柏子仁	破故纸炒	杜仲炒
干姜炭各二两	赤石脂各五钱	黄柏盐水炒	山药各七钱五分
金樱子各二两	鹿角胶一两半		

上为细末，炼蜜为丸，梧桐子大，每服百丸，空心，姜汤下，或淡盐汤下。

① 窗牖（yǒu 友）：窗户。

② 服：穿衣裳。

克应丸《经验良方》 治妇人赤白带下不止。

大熟地　西赤芍　茯苓　化龙骨

煅牡蛎　丹皮　全当归各二两　赤石脂煅醋淬

醋制蕲艾叶　川芎各一两

上为末，醋糊和丸，桐子大，每服五十丸，空心，白汤下。

秘制白带丸 治妇人赤白带下，或经前、或经后四肢无力，腰脊酸疼，潮热骨蒸，饮食少思，面黄肌瘦，体惫成痨。

豆腐锅粑二两　元米一升，即糯米　炒淡菜四两，焙　大红枣四两，另

白果肉四两，另

上药除白果、红枣外，各研极细末，白果肉去皮，同红枣煮熟，去皮核，二物捣如泥，合捣前药为丸，如梧子大，每服三钱，早晚空心，淡盐汤送下，每次三钱。

跌打损伤秘方（《续名医类案》）

李克斋家一鹤，飞折其胫，一人以此秘方接骨后而愈。方用土鳖新瓦上焙半两，古文钱火煅醋淬七次、自然铜火煅醋淬、乳香去油、没药去油、菜瓜子各等分，共为细末，服一分半，热酒调灌之。如伤上身，饭后服之；下身伤，空心服之。

甲辰秋，余家中会计友沈德斋畜一鹦鸽[①]，能言，颇得人言。一日放出笼外洗浴，一人过而惊之，飞于邻家，群儿争捉之，已伤其足。沈持钱数百，向邻儿赎之归，然足已不能用矣。余见之谓沈曰：想人禽一理，亦可治也。以土三七捣汁灌之，七日果愈。但阅李克斋事，故并及之。

① 鹦鸽：鹦鹉与鸜鸽。皆能模仿人语。

治咳逆即呃逆方

有灸法甚效。其法：乳下一指许即阳明，俗乳根穴，正与乳相直骨间陷中，妇人即屈乳头度之，乳头齐处是[①]穴。艾炷如小豆大，灸三壮，男左女右，只一处，火到肌即瘥。若不瘥，则病多不救矣。

又方　刀豆肉八钱，用梗煎至三四钱，多煎浓汁服，最能止呃，胜于柿蒂也。

解砒毒方

歙县蒋紫垣，流寓[②]献县程家庄，以医为业，有解砒毒方，用之十痊，然必激[③]取重赀[④]，不满所欲，则坐视其死。一日暴卒，见梦于居停[⑤]主人曰：吾以耽[⑥]利之故，误人九命矣，死者诉于冥司，冥司判我九世服砒死，今将赴转世轮，赂鬼卒得来见君，以此方奉授君，能持以活一人，则我少受一世孽报也。言讫，泣涕而去。曰：吾悔晚矣。其方以防风一两，研为末，水调服之而已。无他秘药也。又闻诸沈文丰功曰：冷水调石青，解砒毒如神。沈文平生不妄语，其方当亦验。(《阅微草堂笔记》)

解饮盐卤方

先兄晴湖云：饮盐卤者，血凝而死，无药可医。里[⑦]有妇人饮此者，

① 是：原无，据《名医类案·卷四》补。
② 流寓：流落他乡居住。
③ 激：迅疾。
④ 赀（zī 资）：同“资”。
⑤ 居停：寄居的处所。
⑥ 耽：嗜，喜好。
⑦ 里：居住的地方；街坊。

方张皇莫措，忽一媪排闼[①]入曰：可急取隔壁卖腐家所磨豆浆灌之，卤得豆浆，而凝浆水为腐而不凝血也。语讫不见，试之果验。同上。

小儿吞针方

蔡葛山先生曰：吾校四库书讹字，夺俸[②]者数矣。惟一事深得校书力。吾一幼孙，偶吞铁针，医以朴硝等药攻之不下，日渐尪瘦。后校《苏沈良方》，见有小儿吞物方，云剥新炭皮，研为末，调粥三碗，与小儿食，其铁自下[③]。试之，果炭屑裹铁针而出，乃知杂书亦有用也。此书世无传本，惟《永乐大典》收其全部。余领书局时，嘱王史亭排纂成帙。苏沈者，苏东坡、沈存中也。二公皆好识医案，宋人集其所论，为此书云。（《阅微草堂笔记》）。

开元钱折骨

交河黄俊生言，折伤骨者，以开通元宝钱此钱唐初所铸，欧阳询所书，其旁微有偃月形，乃进蜡样时，文德皇后误掐一痕，因而未改也，其字当回环读为开元通宝，以为元宗之钱，误之其矣。烧而醋淬，研为末，以酒服下，则铜末自结而为圈，内束折处。曾以一折足鸡试之，果接续如故，及烹此鸡验其骨，铜束宛然，此理之不可解者。铜末不过入肠胃，何以能透膜自到筋骨者也？惟仓卒间，此钱不易得。后见张鹭《朝野佥载》曰：定州人崔务堕马折足，医令取铜末酒服之，遂痊平，及亡后十余年改葬，视其胫骨折处，铜末束之。然则

---

① 排闼（tà达）：推门，撞开门。

② 夺俸：官吏因过失而被罚扣其俸禄。

③ 云剥新炭皮研为末调粥三碗与小儿食其铁自下：此段文字原无，据《阅微草堂笔记》补。《苏沈良方》有载："以木炭皮为细末，研令极细，如无炭皮，坚炭亦可，粥饮调下二钱，日四五服，以鲠下为度，此法人家皆有。予在汉东，乃目睹其神。有刘晦士人，邻家一儿误吞一钱，以此饮之，下。近岁累有人言，得此方之效，不复悉载。"

此本古方，但云铜末，非定用开通元宝钱也。（《阅微草堂笔记》） 炳章按：凡五铢钱及他古钱皆可用。

解菌毒方

余在乌鲁木齐日，城守营都司[①]朱君馈新菌，守备徐君因言，昔未达时，偶见卖新菌者欲卖，一老翁在旁，诃卖者曰：渠[②]尚有数任官，汝何敢为此？卖者逡巡[③]去，此老翁不相识，旋亦不知其何往。次日，闻里有食菌死者，疑此翁即社公[④]，卖者后亦不见，疑为鬼求代[⑤]也。《吕氏春秋》称味之美者，越骆[⑥]之菌，本无毒，其毒者皆蛇虺之故，中者使人笑不止。陈仁玉《菌谱》载水调苦茗白矾解毒法，张华《博物志》、陶弘景《名医别录》并载地浆解毒法，盖以此也。以黄泥调水澄清而饮之曰地浆。同上。

食物停胃治法

里媪遇饭食凝滞者，即以其物烧灰存性，为末，调水服之。余初斥其妄，然亦往往验。审思其故，此皆油腻凝滞者也。盖油腻先凝，物稍过多则遇之必滞。凡药物入胃，必凑其同气，故某物之灰，能自到某物凝滞处。凡油腻得灰即解散，故灰到其处，滞者自行，犹之以灰浣衣垢而已。若脾弱之凝滞、胃满之凝滞、气郁之凝滞、血瘀之凝滞、痰结之凝滞，则非灰所能除矣。姑妄听之。

---

① 都司：指都指挥使司，掌管一方军政的官署。

② 渠：他。

③ 逡巡：顷刻，极短时间。

④ 社公：旧谓土地神。

⑤ 求代：死鬼找替身。

⑥ 越骆：《吕氏春秋·本味篇》和之美味者有“越骆之菌”。高诱注曰：“越骆，国名”。越骆是骆越族称词序的颠倒。骆越，古种族名，居于今云南、贵州、广西之间。

铅丸陷入骨肉救法入腹内不宜用此法

疡医殷赞庵云：水银能蚀五金，金遇之则白，铅遇之则化。凡战时铅丸陷入骨肉者，割取至为楚毒[①]，但以水银自创口灌入全满，其铅自化为水，随水银而出。此不知验否，然于理可信。《滦阳续录》

破伤风治法《槐西杂志》

刑曹[②]案牍[③]，多被殴后以伤风死者，在保辜[④]限内，于律不能[⑤]不拟抵[⑥]。吕太常[⑦]含晖，尝刊秘方，以荆芥、黄蜡、鱼鳔即黄鱼鳔，炒黄色用，三味各五钱，艾叶三片，入无灰酒一碗，重汤煮一炷香，热饮之，汗出立愈。惟百日以内，不得食鸡肉。后其子慕堂，登庚午举人，以刊方之报也。

福建泉州万应神曲方

前胡	大黄	良姜	苍术	莪术
防风	姜黄	山楂	柴胡	厚朴
紫苏	豆蔻	葛根	槟榔	苡仁
黄芩	荆芥	麻黄	青皮	使君子
甘草	黄柏	百合	栀子	薄荷
羌活	陈皮	蒲黄	扁豆	杏仁

① 楚毒：痛苦。

② 刑曹：分管刑事的官署或属官。

③ 案牍：公事文书。

④ 保辜：古代刑律规定，凡打人致伤，官府视情节立下期限，责令被告为伤者治疗。如伤者在期限内因伤致死，以死罪论；不死，以伤人论，叫做保辜。

⑤ 不能：此下原衍“不能”二字，据文义删。

⑥ 拟抵：犹抵命。清·梁章钜《归田琐记·被殴伤风方》：“凡被殴后，以伤风致死者，在保辜限内，于律不能不拟抵。”

⑦ 太常：官名，掌礼乐郊庙社稷事宜。

车前子	砂仁	泽泻	独活	木香
益母草	麦芽	乌药	桔梗	诃子
大腹皮	猪苓	茯苓	三棱	芡实
草果	半夏	淮药	木通	枳实
藿香	建泻	香薷	菖蒲	黄连
木瓜	香附	枳壳	小豆	花椒[①]

上为细末。又用[②]鲜青蒿四斤，凤尾草二斤，苍耳子三斤，大蓼草二斤，小蓼草三斤，以上五味同煎浓汁。又用小麦十五斤，洗后略蒸晒干，酒曲粉六两。临时先将药与曲粉同拌，入药草水拌，揉做成块子，外用荷叶包好，以苎麻扎紧，上笼蒸一个时辰，取出凉三四时，以冷为度，装入桶内，一层稻禾草，一层神曲，盖密，须十二天取出，晒过月余，极干，然后刷去荷叶，再露七夜，晒七日，俟干透收藏听用，每月亦须晒数次，以免霉坏。大人每服三钱，小儿一钱（多则一钱半），水煎服[③]。

---

① 花椒：《验方新编》此下注有“各四两”三字。

② 上为细末又用：原无，据《验方新编》补。

③ 临时先将药……水煎服：此段原无，据《验方新编》补。本方《验方新编》作“万应神曲膏”。